AF721877

Emilio G. Berríos M.

NEUROCIRUGÍA

PREGUNTAS
y
RESPUESTAS

UNIVERSIDAD DE LOS ANDES. CONSEJO DE PUBLICACIONES
COLECCIÓN CIENCIAS DE LA SALUD. SERIE MEDICINA

Neurocirugía. Preguntas y respuestas

Reservados todos los derechos
© Emilio G. Berríos M., 2025

Universidad de Los Andes
Consejo de Publicaciones
Mérida, Venezuela
Colección: Ciencias de la Salud
Serie: Medicina

1ª edición, 2012
2ª edición, 2025

Diseño editorial:
Reinaldo Sánchez Guillén

Hecho el depósito de ley
Depósito legal lf 20200026
ISBN 978-980-11-2192-3

A mis padres

A mi esposa e hijos

En especial a Juan Andrés, Natalia y María Andrea

Agradecimientos

Al doctor Elbert Reyes
por su desinteresada colaboración

Al ingeniero Chadi Jalbbour
por su valioso apoyo en la parte informática

A mi hijo Emilio G. Berríos M.
quien se encargó de la figura de la portada

Índice

Lista de figuras

Prólogo

Cada paciente espera que el conocimiento profesional de su médico sea usado para responder a sus preocupaciones personales y problemas de salud. Como resultado de una vasta y continua expansión de la ciencia y la tecnología médica, actualmente, ese conocimiento se ha expandido mucho más allá de toda experiencia humana previa, trayendo consigo la especialización en el ejercicio profesional.

No obstante, a fin de que pueda responder a las preocupaciones y problemas de la especialidad, en nuestro caso la neurocirugía, ese médico requiere un bagaje de conocimientos básicos en neurociencias, clínica y técnicas quirúrgicas, aunado a la investigación, la cual exige que le sea impartido un piso de conocimientos sólidos que lo prepare para su formación especializada, una base común de conocimientos indispensables que se complementan con destrezas, valores y actitudes.

Dentro del conocimiento médico, diariamente se incorporan cientos de publicaciones, especialmente en el área de Neurociencias, y es tal la cantidad de información que se produce que paradójicamente se convierte en una de las grandes limitantes que actualmente encontramos en la elaboración de programas de estudios. Dentro de la Neurocirugía existe una controversia académica sobre el tipo de información que debe recibir el estudiante en sus periodos iniciales de formación. Pero no hay ningún evento que reúna a especialistas que no discutan dentro del programa científico una sesión para intercambiar ideas y establecer direcciones que orienten la enseñanza de la especialidad. Podríamos resumir que de lo analizado hasta la fecha existen dos tendencias en la enseñanza de la Neurocirugía, una que podríamos llamar "simplista", la cual plantea que ante tan ilimitado cúmulo de conocimientos en el área de neurociencias básicas, clínica y técnica neuroquirúrgica, el entrenamiento del futuro neurocirujano debería estar orientada a dar, en un periodo de tiempo razonable, los conceptos ya firmemente establecidos. Posteriormente, el estudiante dedicaría un periodo de tiempo para profundizar en algunas de las diferentes subespecialidades de la Neurocirugía (neurotrauma, pediatría, neoplasias, infecciosas, vascular, funcional, etc.). Una segunda propuesta defiende que el neurocirujano en formación, al finalizar su entrenamiento debe tener una sólida y completa formación en las subespecialidades ya mencionadas. Obviamente, eso implicaría prolongar el tiempo de entrenamiento, lo cual constituye una gran limitante, además de que el estudiante en formación debería tener fortaleza fundamentalmente en las áreas de conocimiento epidemiológicamente más importantes en su futura área de trabajo clínico, investigación o docencia.

El Dr. Emilio G. Berríos M., con base en su experiencia docente nos presenta una propuesta, que complementa ambas tendencias y aporta un instrumento docente muy valioso. Con una metodología sencilla y en forma simple, elabora un instrumento docente cuyas preguntas y respuestas van dirigiendo y aportando conocimientos al estudiante y al joven neurocirujano.

Con esa valiosa experiencia clínica y docente, el Dr. Berrios Manzanilla, una vez más enriquece los conocimientos dentro de la especialidad y fortalece los estudios de postgrado en nuestra Universidad, evidenciando con ello su interés y preocupación por la excelencia de nuestros egresados al ir motivando de una forma escalonada y progresiva al estudiantado para que él mismo logre identificar y asimilar los conceptos ya establecidos firmemente en el conocimiento de la especialidad. En lo personal, agradezco profundamente la especial deferencia que el Dr. Berríos me ha concedido permitiendo que prologue este valioso trabajo, *Neurocirugía. Preguntas y respuestas*, el cual —estoy seguro— será un acompañante diario de los ávidos del conocimiento, como los residentes de postgrado en sus primeros años de formación.

Dr. Alfonso Guzmán Brito

Profesor de Neurocirugía
Universidad de Los Andes
Mérida, Venezuela

Cuestionario

1. Los elementos constitutivos del tejido nervioso son:
    a. Células nerviosas, fibras nerviosas y neuroglia
    b. Cerebro, médula espinal y nervios periféricos
    c. Neurona, axones y dendritas
    d. Sistema nervioso central, sistema nervioso periférico y sistema nervioso autónomo

2. Se admitía que las células nerviosas se encontraban anastomosadas entre sí formando una red. Posteriormente se puso de manifiesto que son independientes unas de otras, y que entre sus prolongaciones sólo hay relaciones de contigüidad. Esto constituye la Ley de la Independencia Orgánica de:
    a. Golgi
    b. Waldeyer
    c. Cajal
    d. Gerlach

3. ¿Cuál de las siguientes estructuras se considera la unidad del tejido nervioso desde el punto de vista embriológico, morfológico, fisiológico, trófico y patológico?
    a. Microglía
    b. Sinapsis
    c. Sustancia gris
    d. Neurona

4. ¿Cuál de las siguientes estructuras son accesorias e inconstantes en las neuronas?
    a. Axón
    b. Dendritas
    c. Parafitas
    d. Ortofitas

5. ¿Cuál de las prolongaciones de la neurona se caracteriza por ser la más gruesa, emerger de cualquier sitio de la célula, no tener calibre uniforme y poseer excrecencias laterales?
   a. Axón
   b. Dendritas
   c. Sinapsis
   d. Parafitas

6. La clasificación de las neuronas en apolares, monopolares, bipolares y multipolares se hace tomando en consideración:
   a. El número de sinapsis que posee
   b. La conducción del impulso eléctrico
   c. El numero de prolongaciones
   d. La división final del axón

7. Las neuronas apolares:
   a. Se encuentran frecuentemente en los ganglios de la base
   b. Son características del ganglio raquídeo
   c. Son abundantes en la primera década de la vida
   d. Se observan en el embrión como etapa de la diferenciación neuronal

8. Los grumos de Nissl, denominados también sustancia tigroide, se encuentran en casi todas las neuronas dispersos en su citoplasma, respetando sólo:
   a. El cono de arranque del axón
   b. Sitio de origen de las dendritas
   c. Alrededor del núcleo
   d. El aparato de Golgi

9. Uno de los organoides presentes en las neuronas que se caracteriza por ser constante y alcanzar gran desarrollo es:
   a. Grumos de Nissl
   b. Aparato de Golgi
   c. Condrioma
   d. Neurofibrillas

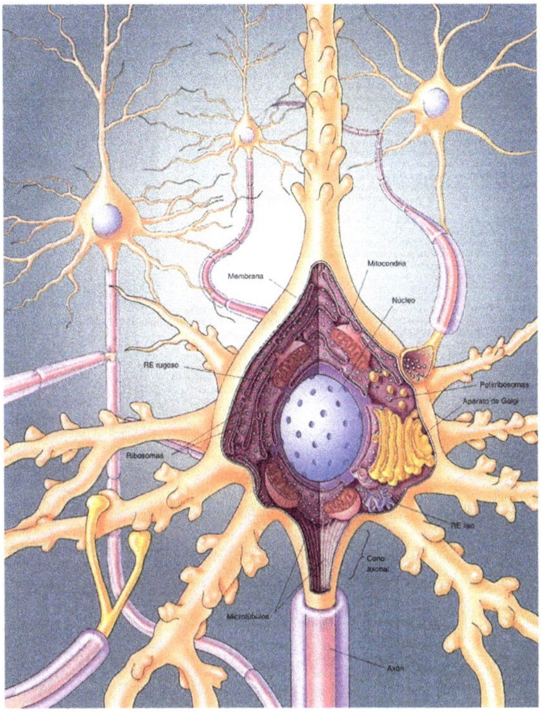

FIG. 1 Estructura de una neurona.

10. Una forma particular de retículo endoplásmico en la neurona, constituido químicamente por ribonucleoproteínas, está representado por:

    a. Mitocondrias
    b. Grumos de Nissl
    c. Lisosomas
    d. Aparato de Golgi

11. Las inclusiones citoplasmáticas de naturaleza lipídica, pigmento amarillo, consideradas como producto del envejecimiento por no estar presentes en el recién nacido, aparecen primero en:

    a. Células del asta anterior de la médula
    b. Corteza cerebelosa
    c. Núcleo rojo
    d. Ganglio cervical superior del simpático

12. El locus níger, núcleo rojo, etc., deben su coloración a la presencia de:
    a. Inclusiones glucídicas
    b. Inclusiones lipídicas
    c. Inclusiones protídicas
    d. Neurofibrillas densas

13. La característica más importante del núcleo de la célula nerviosa es:
    a. Escasez de cromatina, mayor cuanto más grande es la neurona
    b. Ausencia de nucléolo
    c. Siempre tiene posición central
    d. Presencia de nucleolonema

14. El citoplasma y el núcleo de la célula nerviosa poseen gran viscosidad en condiciones normales. Cuando la sustancia nuclear se hace líquida, el nucléolo modifica su posición y aparecen en el interior del núcleo gránulos grandes y pequeños con movimientos brownianos. Se considera entonces que:
    a. La célula va a sufrir una división
    b. La célula está próxima a morir
    c. Reacción química ante la impregnación argéntica
    d. Cambios estructurales del metabolismo aeróbico

15. Con relación a las células gliales, todas las aseveraciones que se mencionan son verdaderas, excepto:
    a. La relación más importante entre neurona y neuroglia es la que existe entre el cuerpo de la neurona y la macroglía protoplásmica, conocida también como satélite neuronal
    b. El axón neuronal se relaciona con la oligodendroglía
    c. Las neuronas y las células gliales son independientes
    d. Alrededor de las neuronas de los ganglios existen células capsulares que son glías

16. ¿Cuál de los siguientes postulados en relación con la fibra nerviosa es falso?

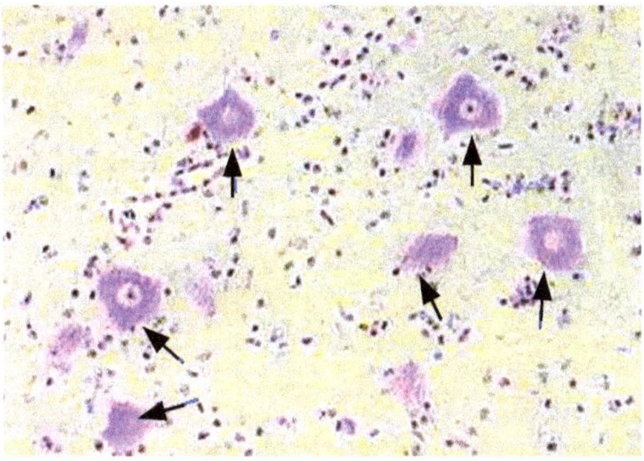

FIG. 2 Astrocitos.

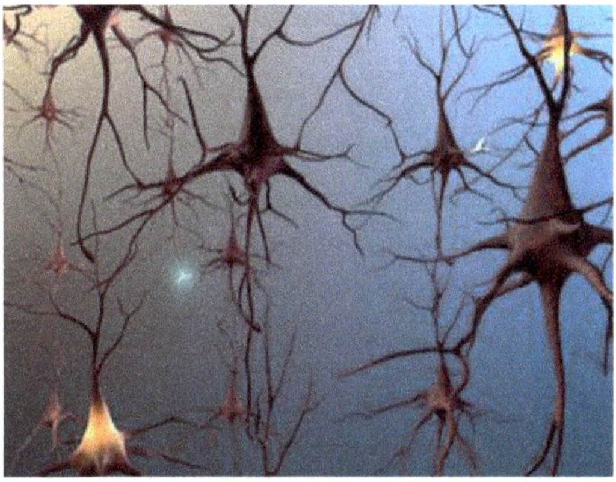

FIG. 3 Neuronas.

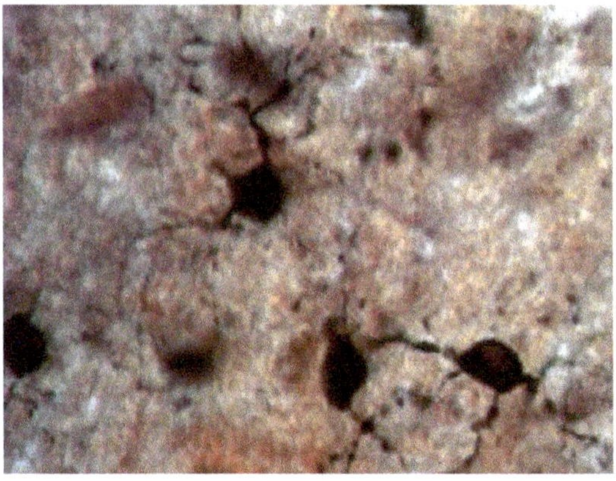

FIG. 4 Oligodendrocitos.

a. La fibra nerviosa es la prolongación periférica de la neurona con las vainas que puedan envolverla
b. El axón forma la fibra nerviosa motora
c. La fibra sensitiva es la prolongación periférica de la célula monopolar del ganglio raquídeo
d. El axón posee excrecencias debido al cúmulo de grumos de Nissl

17. Los estrangulamientos de Ranvier observados en las fibras nerviosas:

a. Se deben a la vaina de mielina
b. Sólo están presentes en las fibras motoras
c. Presentan intervalos irregulares en fibras del mismo calibre
d. No influyen en la velocidad de conducción

18. La cruz de Ranvier observada en el estrechamiento anular al tratar el axón con nitrato de plata es debida a:

a. La concentración de proteínas
b. Depende del contenido de cloruros en la fibra
c. Es independiente de la concentración de iones
d. Puede observarse en las prolongaciones dendríticas

19. La vaina de Schwann:

a. Es la envoltura periférica de la fibra nerviosa
b. Las células de Schwann son independientes entre sí
c. Las células de Schwann pertenecen a la oligodendroglía
d. Todas las aseveraciones son ciertas

20. Las fibras amielínicas y sin vaina de Schwann:

a. Son propias del nervio óptico
b. Son propias del nervio olfatorio
c. Se observan en el punto inicial y terminal de la fibra nerviosa
d. Se observan en todo el trayecto de los nervios intercostales

21. ¿Cuál de las siguientes enzimas se encuentra presente en las fibras nerviosas y cumple papel importante en el proceso de mielinización?

a. Fosfatasa ácida
b. Indofenoloxidasa

c. Citocromooxidasa
d. Colinesterasa

22. La envoltura que rodea la fibra nerviosa, la cual, al estudiarla con impregnación argéntica se ha demostrado que la forman dos estratos: el externo constituido por fibras de colágeno y el interno que se adhiere íntimamente a la vaina de Schwann de fibras de reticulina, constituye:

a. Epineuro
b. Endoneuro
c. Perineuro
d. Mielina

23. En la sinapsis, las mitocondrias y las vesículas sinápticas se localizan:

a. Componente postsináptico
b. Hendidura sináptica
c. Componente presináptico
d. Están presentes en todos los componentes de la sinapsis

24. La neuroglia se caracteriza por:

a. Su función es fundamentalmente de sostén
b. No poseen axón ni dendritas
c. Sus prolongaciones son todas iguales
d. Todo lo anterior es cierto

25. ¿Cuál de las siguientes células gliales es considerada como falsa neuroglia?

a. Microglía
b. Oligodendroglía
c. Glioepitelio ependimario
d. Macroglía o astroglía

26. La clasificación en fibrosas, protoplásmica, intermedia y atípicas corresponde a:

a. Oligodendroglía
b. Astroglía
c. Neurona
d. Células ependimarias

27. Al separar las prolongaciones del cuerpo neuronal se produce un fenómeno conocido como degeneración Walleriana, el cual se caracteriza por:

    a. Pérdida de la excitabilidad y conductibilidad de la fibra nerviosa
    b. La mielina se transforma en ácidos grasos
    c. El aparato de Golgi y los grumos de Nissl del cuerpo celular, sufren modificaciones rápidamente
    d. Todas las anteriores son ciertas

28. La importancia metabólica de los grumos de Nissl radica en:

    a. Síntesis proteica
    b. Metabolismo lipídico
    c. Actividad fagocitaria
    d. Aprovechamiento de los hidratos de carbono

29. La conducción del impulso nervioso tiene su vía aferente en:

    a. El axón
    b. La membrana celular
    c. La dendrita
    d. Hendidura sináptica

30. Se consideran funciones de la neurona:

    a. Excitabilidad
    b. Conductibilidad
    c. Síntesis de acetilcolina
    d. Todas las anteriores

31. Las neuronas que poseen gránulos de secreción, lo cual no es común para todas las neuronas, se encuentran localizadas en:

    a. Lóbulo posterior de la hipófisis
    b. Glándula pineal
    c. Núcleos supraóptico y paraventricular del hipotálamo
    d. Núcleo caudado

32. Durante la transmisión del impulso nervioso a través de la fibra nerviosa se producen algunos eventos, dentro de los cuales podemos señalar:

a. Alteración de la permeabilidad de la membrana
b. Despolarización del axón
c. Liberación de acetilcolina
d. Todas las anteriores

33. Durante el desarrollo embrionario, el sistema nervioso central aparece:

a. En la primera semana
b. A finales de la cuarta semana
c. A principio de la tercera semana
d. En la octava semana

34. El primer elemento que aparece en el desarrollo del SNC durante la etapa embrionaria es:

a. Pliegues neurales
b. Placa neural
c. Tubo neural
d. Neuroporo caudal

35. Los neuroporos craneal y caudal observados durante el desarrollo embrionario:

a. Son precursores del desarrollo del futuro SNC
b. Aparecen como consecuencia de la fusión de los pliegues neurales
c. Son invaginaciones de la placa neural primitiva
d. Aparecen después de completar la formación del tubo neural

36. El cierre de los neuroporos coincide con:

a. Aparición de una circulación vascular sanguínea para el tubo neural
b. Inicio de la circulación de LCR
c. Configuración del sistema ventricular
d. Formación del conducto ependimario

37. El extremo cefálico del tubo neural presenta tres dilataciones o vesículas encefálicas primarias, las cuales son:

a. Diencéfalo, mielencéfalo, rombencéfalo
b. Telencéfalo, rombencéfalo, mesencéfalo

c. Metencéfalo, rombencéfalo, prosencéfalo
d. Prosencéfalo, mesencéfalo, rombencéfalo

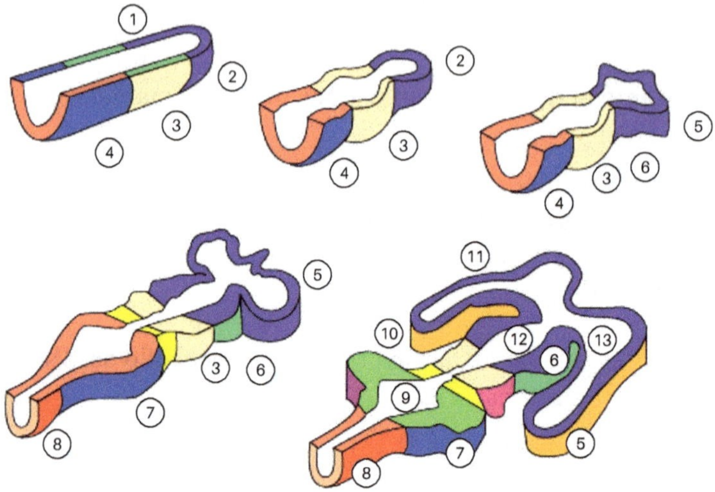

1. Tubo neural
2. Prosencéfalo
3. Mesencéfalo
4. Romboencéfalo
5. Telencéfalo
6. Diencéfalo
7. Metencéfalo
8. Mielencéfalo
9. Cuarto ventrículo
10. Acueducto de Silvio
11. Tálamo
12. Tercer ventrículo
13. Ventrículo lateral

FIG. 5 Esquema de las regiones cerebrales primitivas.

38. Los hemisferios cerebrales se originan a partir de dos porciones denominadas telencéfalo, las cuales se originan a su vez a partir de:

a. Prosencéfalo
b. Metencéfalo
c. Mielencéfalo
d. Rombencéfalo

39. La luz de la médula espinal, conducto del epéndimo, se continúa con las cavidades de las vesículas encefálicas. La cavidad del Rombencéfalo constituye:

a. Tercer ventrículo
b. Ventrículos laterales
c. Acueducto de Silvio
d. Cuarto ventrículo

40. La pared del surco neural está formada por células neuroepiteliales formando un epitelio pseudoestratificado, que aumentan su división al cerrarse completamente el tubo neural para constituir:

a. Corteza cerebral
b. Neuroepitelio
c. Células gliales
d. Sustancia blanca

41. Las células nerviosas primitivas o neuroblastos que se originan de las células neuroepiteliales van a formar una zona que rodea la capa neuroepitelial conocida como capa del manto, la cual dará origen a:

a. Sustancia blanca de la médula espinal
b. Canal ependimario
c. Sustancia gris de la médula
d. Corteza cerebelosa

42. La sustancia blanca de la médula espinal se origina a partir de:

a. Capa marginal
b. Capa del manto
c. Capa neuroepitelial
d. Células ependimarias

43. Como consecuencia de la continua adición de neuroblastos a la capa del manto, a cada lado del tubo neural se observan dos engrosamientos: uno ventral y otro dorsal. El engrosamiento ventral o placa basal dará origen a:

a. Área sensitiva de la médula espinal
b. Asta lateral
c. Asta anterior de la médula espinal
d. Engrosamiento medular cervical

44. Los neuroblastos o células nerviosas primitivas se originan exclusivamente por división de las células neuroepiteliales. Cuando éstos emigran hacia la zona del manto se caracterizan por:

a. Ser multipolares
b. Ser bipolares

c. Poseer una dendrita primitiva
d. Ser apolares

45. Las células primitivas de sostén o glioblastos son formadas por las células neuroepiteliales:

a. Antes de la formación de los neuroblastos
b. Simultáneamente con los neuroblastos
c. Después de formados los neuroblastos
d. Se desconoce el momento de su formación

46. La oligodendroglía, formadora de la vaina de mielina que rodea a los axones, se encuentra principalmente en:

a. Capa marginal
b. Capa del manto
c. Distribuido uniformemente en todas las capas
d. Capa neuroepitelial

47. Las células microgliales se caracterizan por:

a. Ser de origen mesenquimatoso
b. Poseer capacidad fagocítica
c. Estar dispersa en sustancia gris y blanca
d. Todas las anteriores

48. Los ganglios sensitivos o ganglios de la raíz dorsal se originan a partir de:

a. Células de la capa marginal
b. Células de la cresta neural
c. Células del ectodermo superficial
d. Células de la capa del manto

49. Las células de la cresta neural originan entre otras estructuras:

a. Revestimiento ependimario
b. Núcleos de la base
c. Meninges, células de Schwann
d. Astas posteriores de la médula

50. Las fibras nerviosas motoras, las cuales se originan de células nerviosas situadas en las placas basales (astas ventrales) de la médula, comienzan a aparecer a:

a. Tercera semana del desarrollo
b. Cuarta semana del desarrollo
c. Cuarenta días del desarrollo
d. Al finalizar la gastrulación

51. La mayor parte de los defectos de la médula espinal son consecuencia del cierre anormal de los pliegues neurales:

a. En el curso de la tercera y cuarta semana
b. Al momento del nacimiento
c. Durante el tercer mes de vida intrauterina
d. Ninguna de las anteriores

52. La hidrocefalia que se observa en un alto porcentaje de pacientes con espina bífida quística es debida a:

a. Sobre producción de LCR
b. Falta de absorción de LCR
c. Agenesia del acueducto de Silvio
d. Síndrome de Arnold Chiari

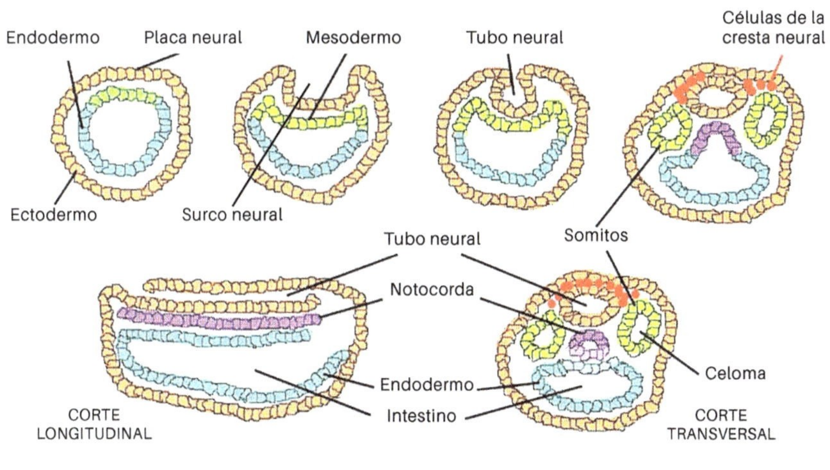

FIG. 6 Formación del tubo neural.

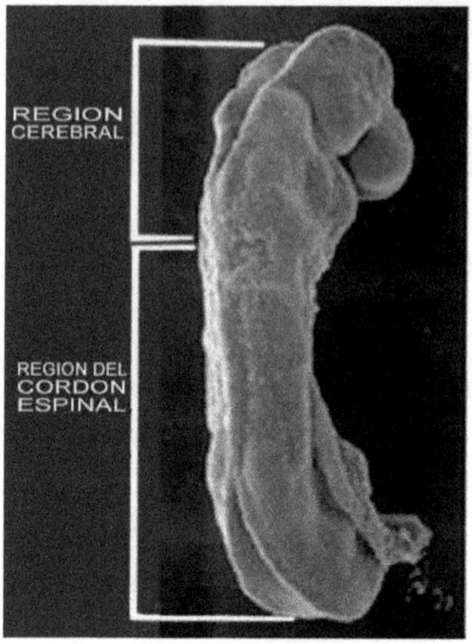

FIG. 7 Formación sistema nervioso central.

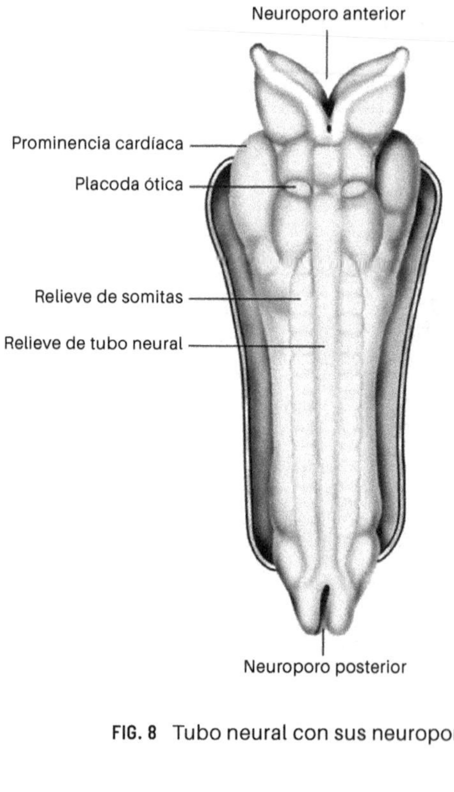

FIG. 8 Tubo neural con sus neuroporos.

53. La espina bífida quística se puede diagnosticar antes del nacimiento con estudios de ultrasonido. Este diagnóstico puede hacerse a partir de:

a. Duodécima semana de gestación
b. Tercera semana de gestación
c. Octavo mes de gestación
d. En cualquier momento de la gestación

54. La placa del techo del mielencéfalo consiste en una capa única de células ependimarias cubiertas por mesénquima vascularizado, la piamadre. Con la unión de ambas se forman:

a. La tela coroidea
b. Cuarto ventrículo
c. Polígono de Willis
d. Arteria coroidea

55. El cerebelo y la protuberancia pertenecientes en su origen al rombencéfalo se deriva particularmente de:

a. Mielencéfalo
b. Metencéfalo
c. Mesencéfalo
d. Telencéfalo

56. La estructura cerebelosa más antigua desde el punto de vista filogenético es:

a. Vermis
b. Hemisferios
c. Lóbulo flóculo nodular
d. Amígdalas

57. La corteza cerebelosa está constituida por:

a. Células de Purkinje
b. Neuronas de Golgi tipo II
c. Células producidas por la capa granulosa externa
d. Todas las anteriores

58. El núcleo de Edinger Westphal representa un pequeño grupo eferente visceral general que inerva el músculo esfínter de la pupila y está ubicado en:

a. Mesencéfalo
b. Metencéfalo
c. Protuberancia
d. Bulbo raquídeo

59. Las placas alares del mesencéfalo originan:

a. Tubérculos cuadrigéminos
b. Pedúnculo cerebrales
c. Tálamo óptico
d. Ninguno de los anteriores

60. Los ojos, hipófisis, tálamo, hipotálamo y epífisis tienen su origen en:

a. Mesencéfalo
b. Telencéfalo
c. Diencéfalo
d. Rombencéfalo

61. La placa del techo diancefálico, en su porción más caudal origina:

a. Glándula hipófisis
b. Epífisis
c. Tubérculos cuadrigéminos
d. Rodilla del cuerpo calloso

62. ¿Cuál de las siguientes aseveraciones es verdadera?

a. La hipófisis anterior se origina de una evaginación ectodérmica del estomodeo
b. El infundíbulo es una prolongación inferior del diencéfalo
c. El infundíbulo origina la neurohipófisis y tallo hipofisario
d. Todas las anteriores son ciertas

63. Los hemisferios cerebrales comienzan a desarrollarse como evaginaciones bilaterales de la pared lateral del prosencéfalo:

a. A principios de la quinta semana
b. A finales de la tercera semana
c. Durante la primera semana
d. Ninguna de las anteriores

64. El núcleo caudado y el núcleo lenticular son divisiones del cuerpo estriado efectuadas por axones que van y vienen de la corteza del hemisferio constituyendo:

a. La comisura anterior
b. La comisura posterior
c. La cápsula interna
d. El cuerpo calloso

65. El cuerpo estriado se forma como consecuencia del crecimiento acelerado de la porción basal de los hemisferios cerebrales hacia el interior de los ventrículos laterales y piso del agujero de Monro, lo cual ocurre:

a. Durante la gastrulación
b. Hacia la mitad del segundo mes
c. Durante la cuarta semana
d. A finales de la doceava semana

66. Las mutaciones en el gen SHH, que regula el establecimiento de la línea media ventral del sistema nervioso central, al igual que las anomalías de la enzima 7-dehidrocolesterol-reductasa ocasionando una biosíntesis defectuosa del colesterol, son responsables de:

a. Holoprosencefalia
b. Esquizencefalia
c. Anencefalia
d. Hidrocefalia

67. En la quinta semana del desarrollo, un grupo de células de la región torácica emigra a cada lado de la médula espinal hacia la región situada inmediatamente detrás de la aorta dorsal, formando una cadena bilateral de ganglios simpáticos de disposición segmentaria. Estas células se originan de:

a. Tubo neural
b. Cresta neural

c. Mesodermo
d. Canal ependimario

68. La sustancia gelatinosa presente en la sustancia gris de la médula espinal se encuentra ubicada:

a. Alrededor del canal ependimario
b. En el vértice del asta posterior
c. Zona central del asta anterior
d. En la comisura gris

69. ¿Cuál de los siguientes tractos de la medula espinal se ubica en la columna blanca anterior?

a. Tracto espino talámico anterior
b. Tracto espino talámico lateral
c. Fascículo Gracil
d. Astas anteriores de la médula

70. El ensanchamiento cervical observado en la médula espinal está en relación con:

a. Ganglio estrellado
b. Raíces raquídeas C1 y C2
c. Plexo braquial
d. Cadena ganglionar simpática

71. ¿Cuál de los siguientes grupos celulares origina el tracto espino talámico lateral?

a. Núcleo propio
b. Núcleo dorsal
c. Columna gris anterior
d. Sustancia gelatinosa

72. Los tractos corticoespinales:

a. Viajan directamente desde la corteza sin decusación
b. Ocupan la rodilla de la cápsula interna
c. Ocupan el brazo posterior de la cápsula interna
d. Ninguna de las anteriores

73. El tracto corticoespinal lateral cruza la línea media a nivel de:
    a. Protuberancia
    b. Mesencéfalo
    c. Comisura gris anterior
    d. Bulbo raquídeo

74. Las pirámides que dan origen a la decusación piramidal de las fibras corticoespinales:
    a. Están ubicadas en la cara anterior del bulbo
    b. Se ubican en la cara posterior de la protuberancia
    c. Son estructuras mesencefálicas de vías motoras
    d. Están en relación con la cara posterior del bulbo

75. En términos generales se puede considerar función del tallo cerebral:
    a. Sirve como conducto para los tractos ascendentes y descendentes que conectan la médula espinal con las diferentes partes de los centros superiores en el prosencéfalo
    b. Contiene centros reflejos importantes asociados con el control de la respiración, sistema cardiovascular y de la conciencia
    c. Contiene los núcleos de los pares craneales del III al XII
    d. Todas las aseveraciones son verdaderas

76. La superficie posterior de la mitad inferior del bulbo se continúa con la cara posterior de la médula espinal y posee un surco medio posterior. A cada lado del surco hay un engrosamiento alargado que constituye:
    a. Olivas bulbares
    b. Tubérculo grácil
    c. Tubérculo cuneiforme
    d. Pirámides bulbares

77. Los lemniscos se forman a partir de las fibras arcuatas internas que han surgido de las caras anteriores del núcleo grácil y núcleo cuneiforme.
    a. Su decusación constituye la gran decusación sensitiva
    b. Su decusación ocurre en la parte inferior de la protuberancia

c. No presentan decusación por ser estructuras rectilíneas
d. Junto a las pirámides, sólo realizan la decusación motora

78. El incremento de sustancia gris a nivel de las olivas bulbares es debido a:

a. Presencia del complejo de núcleos de los nervios vestíbulococlear, glosofaríngeo, vago, accesorio e hipogloso
b. Cúmulo de neuronas motoras del tracto corticoespinal
c. Se desconoce la razón de este incremento
d. Decusación de la vía sensitiva

79. Los surcos intermedios posteriores observados en la médula espinal sólo están presentes en:

a. Segmento dorsal
b. Segmento lumbar
c. Segmento cervical
d. Todos los anteriores

80. Las astas laterales de la médula ubicadas en la porción intermedia entre las astas anteriores y posteriores y cuya significación es vegetativa, se observan en:

a. Región cervical
b. Región lumbar
c. Región torácica
d. Se observa en todo el cordón medular

81. El ventrículo terminal:

a. Es una dilatación del canal central a nivel del cono medular
b. Está ubicado en la fosa posterior y se conoce generalmente como IV ventrículo
c. Es una dilatación inconstante a nivel del filum terminal
d. Ninguna de las aseveraciones anteriores es cierta

82. El grupo de neuronas que dan innervación al diafragma a través del nervio frénico se encuentran entre los segmentos:

a. C4–C6
b. C2–C4

c. C5–C7
d. C2–C5

83. Las fibras alfa, fibras gamma eferentes y fibras preganglionares constituyen en su conjunto:

a. Raíces posteriores
b. Raíces simpáticas
c. Raíces anteriores
d. Rami comunicantes blancos

84. En una esquematización de la organización citoarquitectónica del tejido neural, Rexed ha dividido en 10 capas o láminas superpuestas a:

a. La sustancia blanca del tallo cerebral
b. La sustancia gris de la corteza cerebral
c. La sustancia blanca de la médula espinal
d. La sustancia gris de la médula espinal

85. Las digitaciones triangulares que sirven como elementos de fijación de la médula espinal, conocidos como ligamentos dentados, se originan a partir de:

a. Duramadre
b. Piamadre
c. Aracnoides
d. Todas las capas meníngeas intervienen en su formación

86. La arteria medular anterior que discurre a lo largo de la fisura media anterior y se origina de las arterias vertebrales a nivel de:

a. C2–C3
b. A su entrada al cráneo
c. C3–C4
d. Es inconstante su origen

87. Los corpúsculos de Meissner (receptores del tacto), los corpúsculos de Pacini y de Golgi Mazzoni (receptores de la presión) y los bulbos de Krause, son considerados:

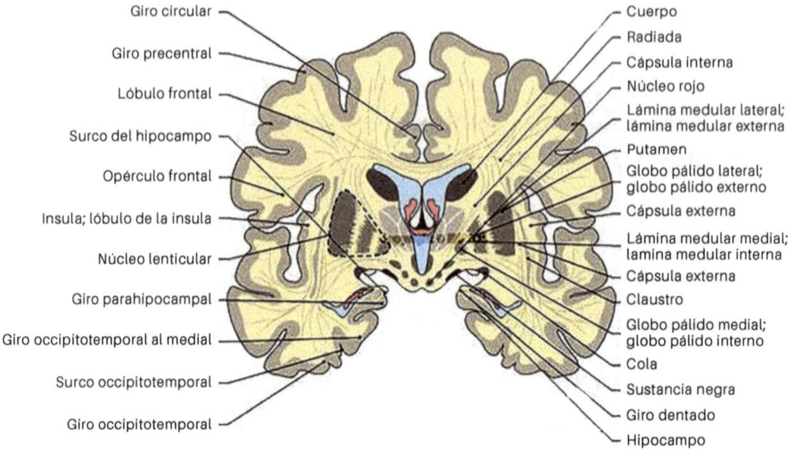

FIG. 9 Corte coronal del cerebro.

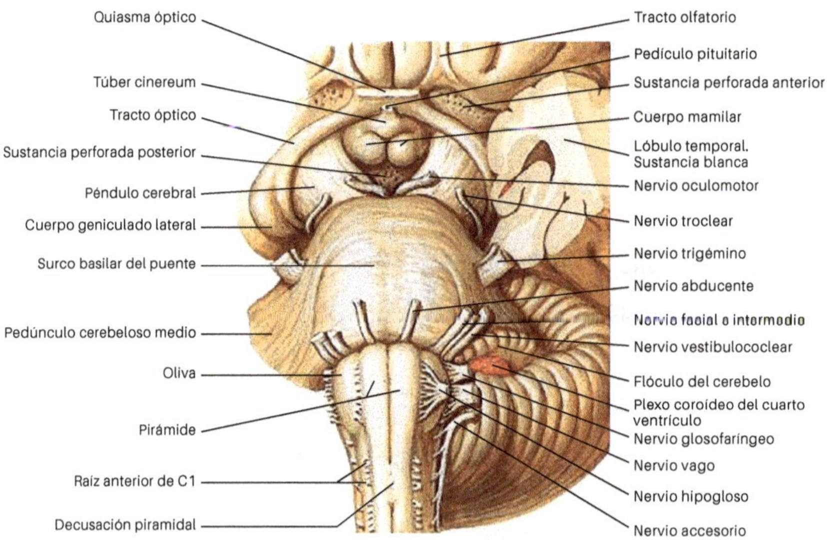

FIG. 10 Tallo cerebral.

a. Terminaciones libres
b. Terminaciones viscerales
c. Terminaciones musculotendinosas
d. Terminaciones encapsuladas

88. El tacto, la presión, el dolor y la temperatura son considerados dentro de la clasificación de la sensibilidad como:

a. Exterocepción
b. Interocepción
c. Viscerocepción
d. Ninguna de las anteriores

89. El laberinto, los husos neuromusculares, los órganos musculotendinosos de Golgi y las terminaciones nerviosas periarticulares son órganos:

a. Propioceptivos
b. Exteroceptivos
c. Visceroceptivos
d. Táctiles

90. Los fascículos de Gracilis y Cuneatus forman parte de las vías:

a. Visceroceptivas
b. Vibratorias
c. Propiocepción consciente y tacto discriminativo
d. Todas las anteriores

91. El último eslabón de la vía sensitiva que sale del tálamo hacia el área sensitiva de la corteza lo hace desde:

a. Núcleo ventral anterior
b. Núcleo ventral posterolateral
c. Núcleo dorso mediano
d. Núcleo ventral lateral

92. El cerebelo recibe los impulsos propioceptivos para la coordinación de la actividad motora inconsciente a través de:

a. Fibras cerebelorrúbricas
b. Fibras cerebelotalámicas

c. Lemnisco medio
d. Vía espinocerebelosa

93. Los fascículos corticoespinal, reticuloespinal, vestíbuloespinal y rubroespinal se consideran:

a. Vías ascendentes
b. Fascículos propios de la médula
c. Vías descendentes
d. Estación de relevo

94. Forma parte de una vía final del sistema extrapiramidal encargada de la coordinación de los movimientos:

a. Fascículos reticuloespinales
b. Fascículos rubroespinales
c. Fascículos vestibuloespinales
d. Fascículos corticoespinales

95. La atrofia muscular, la pérdida de los reflejos y la atonía son características de:

a. Lesión de motoneurona superior
b. Lesión de motoneurona inferior
c. Está presente en la lesión de ambas motoneuronas
d. Lesión de tractos descendentes

96. El automatismo medular:

a. Es de aparición tardía en lesión de motoneurona superior
b. Obedece a la liberación del control de los centros superiores
c. Aparece la actividad refleja con evidente exaltación
d. Todas las anteriores aseveraciones son ciertas

97. Los centros medulares de la innervación de la vejiga, el recto y los órganos genitales se encuentran en los segmentos:

a. L3, L4, L5 y S1
b. L4, L5 y S1
c. S2, S3, S4 y S5
d. L4, L5, S1 y S2

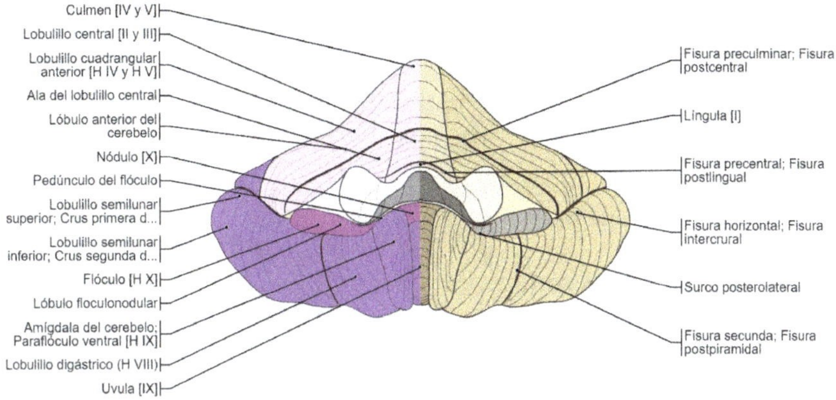

FIG. 11 Vista anterior cerebelo.

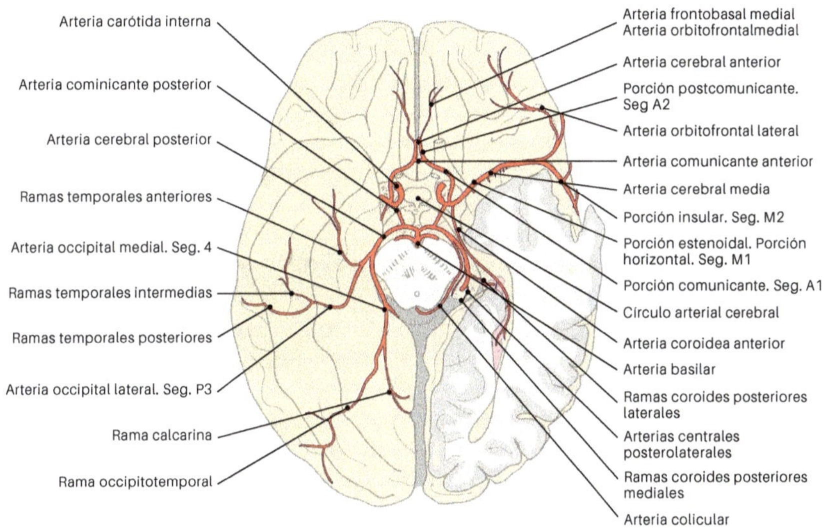

FIG. 12 Arterias del cerebro.

98. La vejiga neurogénica espástica se produce:

a. Cuando los centros vegetativos medulares están indemnes
b. Cuando hay destrucción de los segmentos sacros de la médula
c. Cuando la micción se hace por rebosamiento
d. Todas las aseveraciones son ciertas

99. Los nervios occipital mayor, auricular mayor y transverso del cuello:

a. Son ramas motoras del plexo cervical
b. Son ramas sensitivas del plexo cervical
c. Son ramas mixtas del plexo cervical
d. Tienen función vegetativa

100. El asa cervical (segmento medular C1, C2 y C3) origina innervación para los músculos hioideos, cuya función es:

a. Movimientos laríngeos y faríngeos
b. Sensibilidad de la laringe
c. Flexión de cabeza y cuello
d. Respiración

101. La mano caída o péndola es característica de una lesión de:

a. Nervio cubital
b. Nervio mediano
c. Nervio circunflejo
d. Nervio radial

102. En el síndrome del túnel del carpo, el nervio afectado por la compresión ejercida es:

a. Nervio radial
b. Nervio cubital
c. Nervio músculo cutáneo
d. Nervio mediano

103. El nervio ciático está formado por las siguientes raíces:

a. L4, L5, S1, S2, S3
b. L2, L3, L4, L5, S1
c. L5, S1, S2, S3, S4
d. L1, L2, L3, L4, L5

104. El mesencéfalo presenta ventralmente dos gruesas columnas verticales, los pedúnculos cerebrales. Entre los dos se delimita una fosa profunda, la fosa interpeduncular, por donde emergen dos nervios:

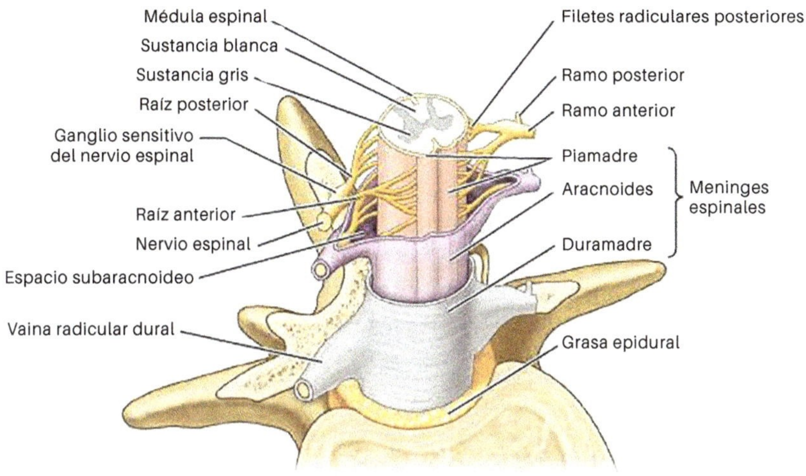

FIG. 13 Médula espinal.

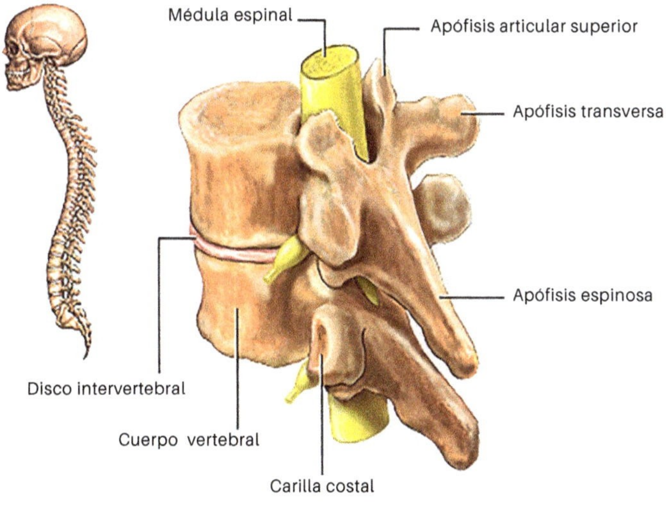

FIG. 14 Segmento espinal.

a. Nervios ópticos
b. Nervios motores oculares externos
c. Nervios motores oculares comunes
d. Nervios acústicos

105. La fosa romboidal que constituye el piso del cuarto ventrículo está formada por:

a. Superficie dorsal del bulbo
b. Superficie ventral de la protuberancia
c. Superficie dorsal del bulbo y la protuberancia
d. Cara dorsal del mesencéfalo

106. La circulación del LCR entre las cavidades ventriculares y el espacio subaracnoideo se cumple a través de:

a. Foramen de Monro
b. Agujeros de Luschka y Magendie
c. Acueducto de Silvio
d. Granulaciones aracnoideas de Pachioni

107. El núcleo ambiguo situado hacia la parte lateral de la formación reticular a nivel del bulbo origina fibras motoras de los nervios:

a. IX, X y XI pares craneales
b. X, XI y XII pares craneales
c. VI, VII y VIII pares craneales
d. Sólo origina fibras sensitivas

108. Las fibras de la sensibilidad propioceptiva se originan en neuronas situadas en ganglios periféricos. No obstante, tienen su excepción en las fibras propioceptivas del trigémino que inervan los músculos masticadores y la articulación temporomaxilar, las cuales se originan en:

a. Neuronas del ganglio de Gasser
b. Neuronas del núcleo mesencefálico del trigémino
c. Lemnisco trigeminal
d. Núcleo sensitivo principal del V par en la protuberancia

109. A nivel del mesencéfalo, la porción tegmentaria del pedúnculo cerebral está separada de la porción ventral o pie del pedúnculo por:

a. Núcleo rojo
b. Acueducto de Silvio
c. Fosa interpeduncular
d. Sustancia nigra

110. La sustancia gris periacueductal, o stratum griseum centrale, se encuentra rodeando:

a. El conducto que comunica los ventrículos laterales con el III ventrículo
b. El septum pelúcido ubicado en la porción central de los ventrículos laterales
c. Constituye un núcleo gris que no es constante
d. El conducto que comunica el III y IV ventrículo

111. Son centros de coordinación refleja en relación con las vías ópticas:

a. Colículos cuadrigéminos superiores
b. Sustancia gris periacueductal
c. Fascículo longitudinal medio
d. Fascículos tectobulbar y tectoespinal

112. Las fibras presinápticas para la innervación simpática de los vasos intracraneales, los cuales llegan al cráneo por medio de plexos que acompañan la arteria carótida y vertebrales y cuya acción es vaso constrictora, se originan de los segmentos:

a. C1–C4
b. T1–T4
c. C3–C7
d. C5–C6

113. Los ganglios celiacos, mesentéricos y aorticorrenales:

a. Son ganglios simpáticos
b. Son ganglios colaterales
c. Están situados a los lados de al aorta
d. Todas las aseveraciones son verdaderas

114. El síndrome de Claudio Bernard-Horner, caracterizado por miosis, ptosis palpebral y exoftalmia, el cual puede estar acompañado de vasodilatación y sequedad de la piel, es debido a:

a. Lesiones en el trayecto de la vía de innervación simpática del ojo
b. Lesiones parasimpáticas de la innervación del ojo

c. Lesión de los ganglios colaterales
d. Ninguna de las anteriores

115. El núcleo de Edinger-Westphal:

a. Núcleo del sistema simpático que envía fibras al ojo
b. Sus fibras discurren a través del VI par craneal
c. Tiene función dilatadora de la pupila
d. Sus fibras terminan en el musculociliar y el musculoconstrictor de la pupila

116. Son núcleos grises del cerebelo:

a. Núcleo dentado, emboliforme, rojo y estriado
b. Núcleo fastigial, globoso, caudado y dentado
c. Núcleo globoso, fastigial, emboliforme y dentado
d. Núcleo globoso, putamen, dentado y fastigial

117. La estructura cerebelosa, en relación con el aparato vestibular y el equilibrio, es:

a. Lóbulo floculo nodular
b. Lóbulo semilunar
c. Amígdala cerebelosa
d. Língula

118. El genus, o rodilla del cuerpo calloso, está ubicado en:

a. Porción posterior del cuerpo calloso
b. Porción central
c. Porción anterior
d. Unión de la porción anterior y central

119. La lámina terminal es una delgada membrana que:

a. Limita anteriormente el III ventrículo desde el quiasma hasta la comisura anterior
b. Constituye el límite posterior del III ventrículo
c. Se encuentra formando la porción terminal de la región interpeduncular
d. Forma parte del piso del IV ventrículo

120. El fórnix es una estructura de sustancia blanca considerada:

a. Fibras de asociación
b. Parte del centro oval
c. Tracto corticoespinal
d. Fibras comisurales

121. El drenaje del seno cavernoso hacia el seno transverso y la vena yugular se cumple mediante:

a. Plexo basilar
b. Senos petroso superior e inferior
c. Vena cerebral media
d. Venas oftálmicas

122. La arteria basilar, inmediatamente antes de su bifurcación origina:

a. Arterias cerebrales posteriores
b. Arteria auditiva interna
c. Arteria cerebelosa anteroinferior
d. Arteria cerebelosa superior

123. Las siguientes arterias: ramas para el espacio perforado interpeduncular, arterias tálamogeniculadas, arteria coroidea posterior, arteria parietooccipital y arteria calcarían, son ramas de:

a. Arteria basilar
b. Arteria cerebelosa superior
c. Arteria cerebral media
d. Arteria cerebral posterior

124. Las malformaciones del SNC identificadas en el periodo neonatal constituyen un porcentaje del total de las malformaciones observadas en ese periodo que corresponde al:

a. 50%
b. 25%
c. 33%
d. 10%

125. Las alteraciones de la neurulación o disrafismos se traducen en una malformación cuyo común denominador es:

a. Cúmulos ectópicos de grupos neuronales
b. Ausencia total o segmentaria del cierre del tubo neural y de la inducción de cubiertas meníngeas
c. Alteraciones en las dos últimas etapas de la ontogénesis. Organización y mielinización
d. Ninguna de las anteriores.

126. El defecto del cierre de la totalidad del tubo neural con ausencia de formación de arcos vertebrales, bóveda craneal y cubiertas meníngeas, se denomina:

a. Iniencefalia
b. Cráneorraquisquisis
c. Anencefalia
d. Aplasia cutis congénita

127. La herniación extracraneal de tejido encefálico a través de un defecto del cierre de la línea media se ubica con mayor frecuencia (un 70% aproximadamente) en:

a. Región frontal
b. Nasoetmoidal
c. Nasoorbitario
d. Región occipital

128. La malformación caracterizada por la existencia de un gran número de pliegues y formación en exceso de circunvoluciones se conoce como:

a. Polimicrogiria
b. Paquigiria
c. Agiria
d. Esquizoencefalia

129. La ontogénesis del SNC se divide en seis fases sucesivas: 1. Inducción dorsal, 2. Inducción ventral, 3. Proliferación neuronal, 4. Migración, 5. Organización y 6. Mielinización. Las heterotopias neuronales se consideran alteraciones de la ontogénesis en su etapa de:

a. Organización
b. Proliferación neuronal
c. Migración
d. Inducción dorsal

130. La etiopatogenia de la hidrocefalia obedece a varios factores. El papiloma de los plexos coroideos que produce hidrocefalia lo hace ocasionando:

a. Aumentando la producción de LCR
b. Disminución de la absorción del LCR
c. Obstrucción de la circulación del LCR
d. Ninguna de las anteriores

131. En la hidrocefalia congénita no comunicante, la estructura anatómica que en mayor porcentaje se encuentra comprometida como causa es:

a. Acueducto de Silvio
b. Foramen de Monro
c. Agujeros de Luschka y Magendie
d. IV ventrículo

132. La paraparesia espástica observada en la hidrocefalia de lenta instauración (hidrocefalia crónica) es debida a:

a. Presión por descenso de las amígdalas cerebelosas sobre el cordón medular
b. Estiramiento progresivo de las fibras de la vía corticoespinal
c. Apraxia para la marcha
d. Aumento de presión del canal del epéndimo

133. La hidrocefalia de presión normal en el adulto se caracteriza clínicamente por:

a. Macrocefalia, signo de Parinaud, demencia
b. Alteración esfinteriana, demencia, vómitos
c. Alteración de la marcha, alteración esfinteriana, edema de papila
d. Demencia, incontinencia esfinteriana, alteración de la marcha

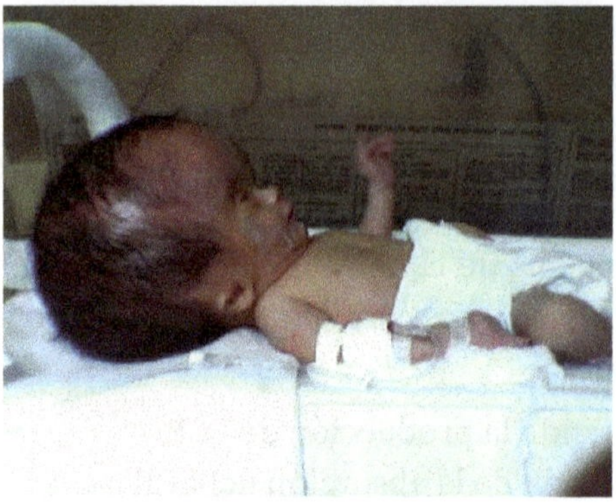

FIG. 15 Hidrocefalia.

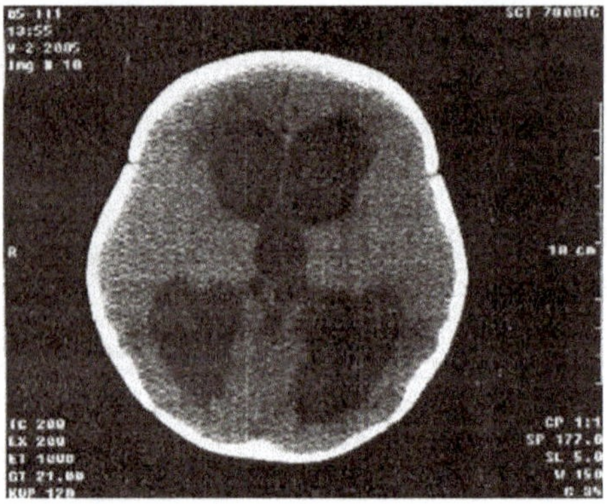

FIG. 16 TAC-Hidrocefalia.

134. El forking o duplicación, la estenosis por gliosis, la estenosis verdadera y el septum ependimario son alteraciones que en el caso de las hidrocefalias congénitas se observan en:

a. Ventrículos cerebrales
b. Tallo cerebral
c. Acueducto de Silvio
d. Septum pelúcido

135. La asociación de quiste de la fosa posterior en comunicación con el IV ventrículo con agenesia del vermis cerebeloso e hidrocefalia se conoce como:

a. Síndrome de Hakim
b. Síndrome de Dandy Walker
c. Malformación de Chiari
d. Porencefalia encefaloclástica

136. La elongación y desplazamiento caudal de amígdalas y porción inferior de los hemisferios cerebelosos por debajo del foramen magnum y que suele asociarse con siringomielia, corresponde a:

a. Chiari tipo I
b. Chiari tipo II
c. Chiari tipo III
d. Chiari tipo IV

137. El quiste coloide del III ventrículo:

a. Se implanta generalmente en el tercio posterior del III ventrículo
b. Origina metástasis a través del LCR
c. Se origina por la falta de regresión de la paráfisis, evaginación del techo del diencéfalo
d. Su manifestación clínica más importante es la diabetes insípida

138. Los quistes aracnoideos:

a. Se localizan con mayor frecuencia a nivel de la cisura de Silvio
b. Se originan por la formación de un divertículo aracnoideo que "secuestra" LCR
c. Puede cursar en forma asintomática
d. Todas las aseveraciones son ciertas

139. Con relación a la bóveda craneal:

a. Su formación tiene lugar entre la 12ª y 16ª semanas de gestación
b. Su osificación intramembranosa es inducida por la duramadre
c. Las suturas craneales se forman debido a fuerzas tensionales en la duramadre originadas por el crecimiento de la masa neural, que inhibe la osificación
d. Todo lo anterior es cierto

140. La craneosinostosis se origina por el cierre prematuro de una o varias suturas craneales. La más frecuente de ellas es:

a. Escafocefalia
b. Braquicefalia
c. Plagiocefalia
d. Trigonocefalia

141. La plagiocefalia, caracterizada por presentar un cráneo oblicuo y asimétrico, se origina por el cierre prematuro de:

a. Sutura metópica
b. Sutura sagital
c. Sutura coronal en forma bilateral
d. Sutura coronal o lambdoidea en forma unilateral

142. Las craneosinostosis complejas son las resultantes de la fusión de múltiples suturas, dentro de las cuales se incluye la trifilocefalia o cráneo en trébol, en donde se involucran:

a. Suturas sagital, coronal y lambdoidea
b. Suturas lambdoideas y escamosas
c. Sutura metópica, coronal y sagital
d. Sutura metópica y lambdoidea

143. El término espina bífida o disrafismo espinal es una malformación congénita cuyo origen está determinado por:

a. Protrusión de elementos neurales con o sin membranas de protección
b. Falta de fusión del arco posterior de la vértebra
c. Falta de cierre del tubo neural
d. Cierre prematuro del neuroporo posterior

144. ¿Cuál de las siguientes disrafias espinales reviste mayor gravedad para el paciente?

a. Mielomeningocele
b. Lipomielomeningocele
c. Raquisquisis
d. Hemimielomeningocele

145. En relación a la espina bífida:

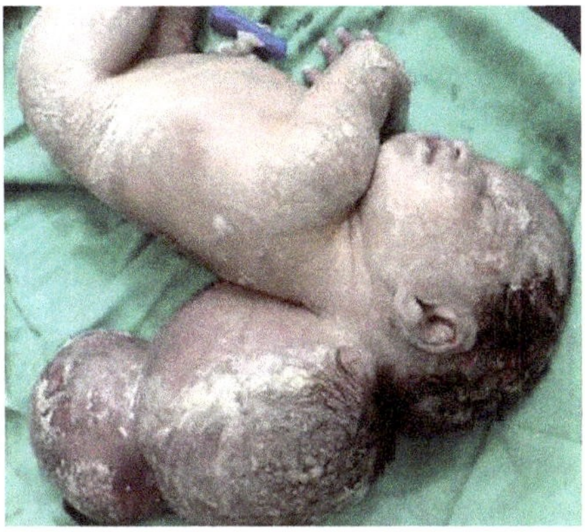

FIG. 17 Encefalocele occipital.

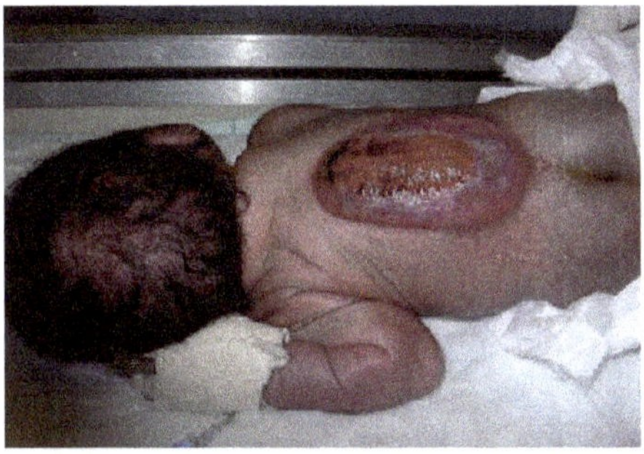

FIG. 18 Mielomeningocele dorsolumbar.

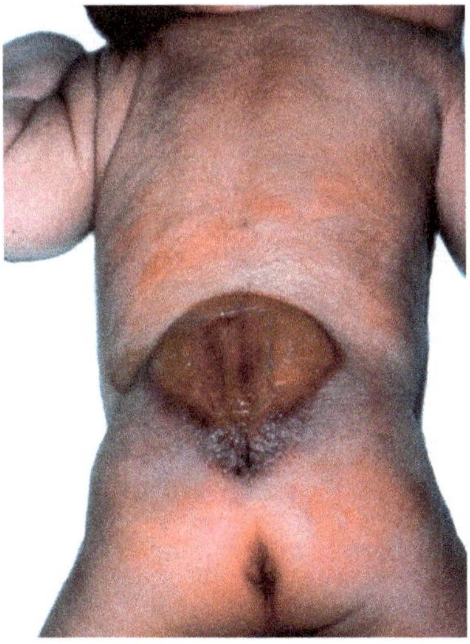

FIG. 19 Mielomeningocele dorsolumbar.

a. Se atribuye a un efecto multicausal en el que se involucran déficit de ácido fólico, zinc y la presencia de algunos elementos tóxicos
b. La incidencia aumenta cuando existe el antecedente de espina bífida en un miembro de la familia
c. Está asociada generalmente con malformaciones en otros órganos
d. Todas son ciertas

146. La determinación de alfafetoproteína y acetilcolinesterasa durante el embarazo tiene importancia debido a:

a. Es empleado como un índice de sospecha de malformación en el tubo neural
b. Siempre están presentes en los casos de hidrocefalia
c. Se asocian con la presencia de craneosinostosis
d. Las determinaciones deben realizarse antes de la 8ª semana de gestación

147. El estudio imagenológico de mayor utilidad en el diagnóstico prenatal de la espina bífida abierta es:

a. Resonancia nuclear magnética
b. Ultrasonido
c. Tomografía axial computada
d. Rx simple de columna del feto

148. La espina bífida abierta o manifiesta está asociada en un alto porcentaje con:

a. Riñón en herradura
b. Craneosinostosis
c. Hidrocefalia
d. Porencefalia

149. Todas las malformaciones que a continuación se mencionan son consideradas disrafismo espinal oculto excepto:

a. Meningocele sacroanterior
b. Meningocele intrasacro
c. Sinus dérmicoespinal congénito
d. Raquisquisis

150. El síndrome de cordón anclado se produce por un fallo en el ascenso que el extremo caudal de la médula experimenta normalmente durante el desarrollo embrionario, cuya causa puede ser debida a:

a. Bandas fibrosas intradurales
b. Lipoma intradural
c. Mielomeningocele
d. Todas las anteriores

151. Los quistes de Tarlov:

a. Son quistes perineurales
b. Son divertículos intramedulares
c. No tienen relación con elementos neurales
d. Representan una indicación quirúrgica

152. Las teorías que a continuación se mencionan: a) Duplicación precoz por la unión anómala de pliegues neurales; b) Presencia de hidromielia que por distensión rompe el tubo neural ya formado, y c) Anomalía mesodérmica causante de un tabique que divide la médula embrionaria, tratan de explicar el origen de:

a. Espina bífida combinada
b. Siringomielia
c. Diastematomielia
d. Ectasia dural

153. La platibasia consiste en el aplanamiento de la base del cráneo, lo cual se determina con la medición de un ángulo que se forma por la intersección de dos líneas que partiendo del nasion y del borde anterior del foramen magnum coinciden en el centro de la silla turca y cuyo valor es:

a. 90°
b. 45°
c. >145°
d. <30°

154. Dentro de las malformaciones de la charnela occipitocervical, la más frecuente es:

a. Impresión basilar
b. Platibasia
c. Alteración del foramen magnum
d. Displasias del atlas

155. El diagnóstico imagenológico de la impresión basilar se lleva a cabo cuando la apófisis odontoides sobrepasa:

a. Línea de Mc Gregor
b. Línea de Chamberlain
c. Línea bimastoidea
d. Todas las anteriores

156. La dificultad de drenaje de LCR desde el IV ventrículo a las cisternas aracnoideas y la presencia de un obex permeable constituye el elemento etiopatogénico de mayor relevancia en:

a. Siringomielia
b. Síndrome de Dandy Walker
c. Hidrocefalia congénita
d. Quistes aracnoideos

157. Los cambios en la presión intracraneal van a reflejar alteraciones en el volumen de los siguientes elementos:

a. Tejido cerebral, LCR, masas intracraneales
b. Sangre, tejido cerebral, LCR
c. LCR intraventricular, LCR de las cisternas, tejido cerebral
d. Todas las anteriores

158. La capacidad de compensación de los elementos intracraneales ante un incremento de la presión va a depender:

a. Del volumen patológico sobreañadido
b. De la velocidad con que se produzca el aumento del volumen
c. Del estado previo del volumen total intracraneal y los mecanismos compensadores
d. Todas las anteriores son ciertas

159. La elastancia o rigidez cerebral es de gran importancia clínica, ya que de ella dependerá en determinado momento el efecto de cual-

quier hecho que aumente el volumen intracraneal. La elastancia se encuentra aumentada en la siguiente condición:

a. Hipotermia
b. Hipocapnia
c. Hipercapnia
d. Analgesia neuroléptica

160. La tríada de Cushing que se observa en los casos de hipertensión endocraneana severa, la cual fue inicialmente considerada como resultado de la isquemia de centros neurovegetativos bulbares y que actualmente se consideran efectos de la hipertensión arterial por restablecer la presión de perfusión cerebral, se caracteriza clínicamente por:

a. Hipotensión arterial, alteración de la conciencia, bradicardia
b. Hipertensión arterial, taquicardia, isquemia cerebral
c. Hipertensión arterial, bradicardia, alteración respiratoria
d. Hipotensión arterial, bradicardia, alteración respiratoria

161. El elemento característico de la circulación cerebral es la "autorregulación", cuyo objetivo es mantener el flujo sanguíneo cerebral constante mediante una adecuada presión de perfusión, la cual se puede calcular mediante la siguiente fórmula:

a. FSC + PIC
b. PAM – PIC

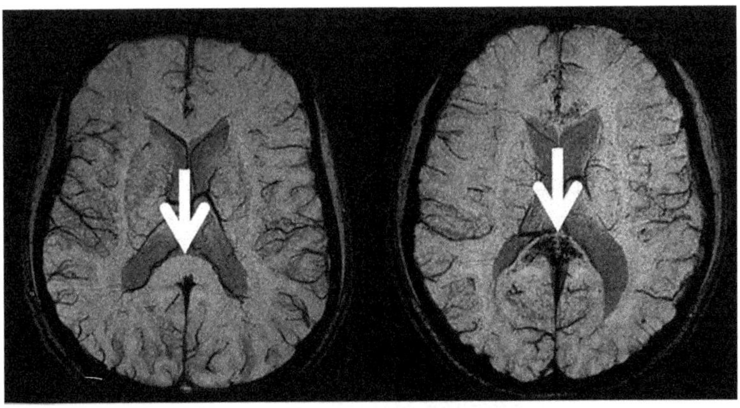

FIG. 20 Edema cerebral.

c. RVC – PAM
d. FSC + PAM

162. ¿Cuál de los siguientes métodos de medición de la presión intracraneal resulta más confiable y de mayor utilidad en el manejo del paciente?

a. Subracnoideo
b. Intraventricular
c. Subdural
d. Epidural

163. Se consideran valores normales de PIC:

a. 40–50 mmHg
b. 100–150 mmHg
c. 10–15 mmHg
d. 30–40 mmHg

164. Las características clínicas del síndrome de hipertensión endocraneana están dadas por signos y síntomas que a continuación se señalan. ¿Cuál de ellos es el de mayor importancia por ser constante en este síndrome?

a. Cefalea
b. Vómitos
c. Alteración de la conciencia
d. Edema de papila

165. El manejo ventilatorio en un paciente que cursa con un síndrome de hipertensión endocraneana se efectúa con el propósito de:

a. Evitar vasodilatación cerebral
b. Evitar elevaciones superiores a los 30 mmHg del CO_2
c. Propiciar un adecuado metabolismo de la glucosa
d. Todas las anteriores

166. Los tumores del sistema nervioso presentan una serie de características que le diferencian de otros tumores del organismo:

a. Se diseminan frecuentemente por el LCR
b. Difícilmente originan metástasis

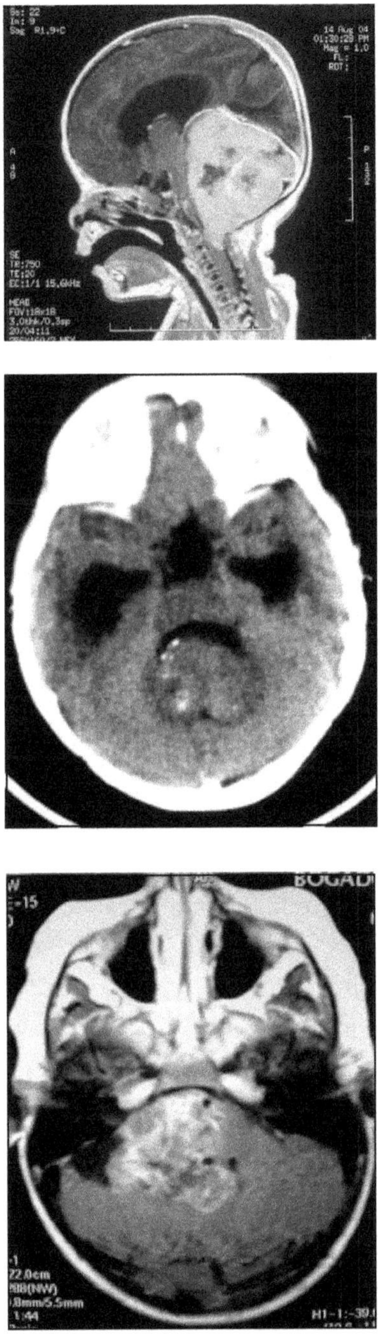

A

B

C

FIG. 21 A, B y C Diversos tumores de fosa posterior en niños.

c. Tienden a ser multicéntricos dentro del neuroeje
d. Todas las anteriores aseveraciones son verdaderas

167. Además de los gliomas que constituyen el tipo de tumor más frecuente del SNC, encontramos otros tipos de tumores. Entre ellos, ¿cuál es el más frecuente?

a. Metástasis
b. Adenomas hipofisarios
c. Tumores pineales
d. Hemangioblastomas

168. El mayor porcentaje de los tumores del SNC afectan al grupo etario:

a. Menores de 16 años
b. 20–30 años
c. 30–45 años
d. Mayores de 45 años

169. Los tumores que a continuación se mencionan: meduloblastoma, glioma de tallo cerebral y ependimoma, son frecuentes en la:

a. Edad media de la vida
b. Edad geriátrica
c. Infancia
d. Son frecuentes a cualquier edad

170. Los tumores, en la edad media de la vida se localizan frecuentemente en:

a. Fosa posterior
b. Glándula hipófisis
c. Hemisferios cerebrales
d. No tienen predilección en su localización

171. Los tumores en la edad infantil se localizan frecuentemente:

a. Compartimiento supratentorial
b. Compartimiento infratentorial
c. Se localizan en cualquier parte del neuroeje
d. Región pineal

172. Las metástasis cerebrales afectan generalmente:

a. Edad geriátrica
b. Edad media de la vida
c. Durante la infancia
d. Todas las edades son afectadas por igual

173. Dentro de los factores desencadenantes en el origen de los tumores del SNC, el de mayor relevancia por su relación es:

a. Traumatismos
b. Factores climáticos
c. Factores geográficos
d. Radiaciones

174. La importancia de los estudios de biología molecular en el origen de los tumores cerebrales:

a. Determina la capacidad de diseminación
b. Establece el grado de malignidad
c. Trata de aclarar los mecanismos por los cuales los genes oncosupresores dejan de ejercer su función.
d. Estudia el comportamiento celular de las lesiones

175. La alteración del control del crecimiento celular, lo cual es una de las propiedades fundamentales en los procesos neoplásicos, puede estar dada por:

a. La alteración de un alelo, que induce que un protooncogen normal derive en un oncogén
b. La inactivación del gen oncosupresor
c. Alteraciones en la estructura o secuencia del ADN
d. Todas las anteriores

176. El tumor de fosa posterior que con mayor frecuencia afecta los adultos es:

a. Ependimoma
b. Astrocitoma quístico
c. Hemangioblastoma
d. Meduloblastoma

177. La presencia de una serie de proteínas que sirven de "marcadores" de ciertos tipos de tumores, que aun sin ser específicos de ellos son muy característicos, facilita su diagnóstico. Estas proteínas se pueden determinar mediante:

a. Microscopía electrónica
b. Estudios anatomopatológicos convencionales
c. Electroforesis proteica
d. Inmunohistoquímica

178. Los tumores pertenecientes a la línea astrocítica tienen como "marcador" proteico:

a. Proteína gliofibrilar ácida (PGFA)
b. Proteína S100
c. Proteína de neurofilamentos
d. Enolasa específica

179. En el diagnóstico histopatológico de los tumores cerebrales, la presencia de elevada densidad celular, el incremento de mitosis, la proliferación vascular, la necrosis y el pleomorfismo celular son características de:

a. Oligodendrogliomas
b. Glioblastoma multiforme
c. Astrocitoma grado I
d. Meningiomas

180. La clasificación como fibroso, protoplasmático, gemistocítico y pilocítico se aplica en:

a. Astrocitomas bien diferenciados
b. Astrocitomas poco diferenciados
c. Meningiomas
d. Oligodendrogliomas

181. La doctrina de Monro Kellie establece:

a. El flujo sanguíneo cerebral es variable
b. El volumen del LCR, sangre y parénquima cerebral es constante
c. La presión de O2 arterial debe ser constante
d. La presión intracraneal varía con la posición

182. Un aumento severo de la PIC con disminución de la PPC implica:

a. Hipoxia
b. Isquemia
c. Edema celular
d. Todas las anteriores

183. ¿Cuál de los siguientes recursos no tiene utilidad en el manejo de la hipertensión endocraneal?

a. Barbitúricos
b. Hiperventilación
c. Levofloxacina
d. Drenaje de LCR

184. Los tumores intracraneales se originan de:

a. Parénquima cerebral
b. Glándulas endocrinas
c. Membranas protectoras
d. Todas las mencionadas

185. Los tumores cerebrales se localizan en su mayoría en:

a. Compartimiento infratentorial
b. Compartimiento supratentorial
c. Base de cráneo
d. Se localizan en cualquier compartimiento sin diferencia significativa

186. El meningioma es más frecuente en:

a. Sexo femenino
b. Sexo masculino
c. Niños
d. No tiene preferencia por sexo ni edad

187. El desarrollo de la biología molecular ha permitido:

a. La determinación de la malignidad tumoral
b. La predilección por el sexo en ciertos tipos de tumores
c. La distribución por edad en ciertos tipos de tumores
d. Estudio de las anomalías genéticas responsables del desarrollo tumoral

188. Considerando que el desarrollo tumoral es una enfermedad de genes alterados, podemos deducir que el cáncer es:

a. Una enfermedad hereditaria
b. Una enfermedad del ADN
c. Una enfermedad autosómica dominante
d. Ninguna de las anteriores

189. Los genes mutados con potencialidades oncogenéticas se denominan:

a. Protooncogenes
b. Genes oncosupresores
c. Genes novedosos de función conocida
d. Genes inactivos

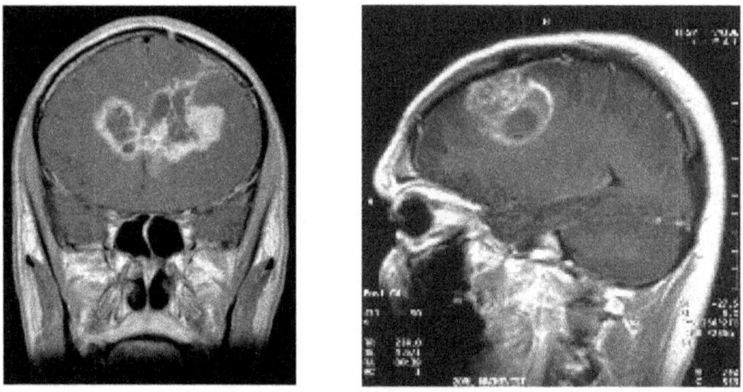

A B

FIG. 22 A y B Gliomas cerebrales.

190. La función del gen oncosupresor es:

a. Suprimir la actividad oncosupresora
b. Impedir el desarrollo de células tumorales
c. No tiene actividad en el desarrollo tumoral
d. Favorece el desarrollo tumoral

191. Los tumores cerebrales benignos crecen por:

a. Expansión
b. Infiltración
c. Crecimiento mixto
d. Todos los anteriores

192. Los gliomas, tumores más frecuentes del SNC, son considerados:

a. Tumores neuroepiteliales
b. Tumores de células germinales
c. Tumores de los nervios craneales
d. Tumores hematopoyéticos

193. De los tumores cerebrales, el de peor pronóstico debido a su "agresividad" es:

a. Adenoma hipofisario
b. Meningiomas
c. Oligodendrogliomas
d. Glioblastoma multiforme

194. El papiloma de los plexos coroideos se localiza en:

a. Tallo cerebral
b. Arteria coroidea anterior
c. Arteria coroidea posterior
d. Intraventricular

195. Los gliomas de tallo cerebral se localizan generalmente en:

a. Mujeres
b. Niños
c. Ancianos
d. No tienen predilección por edad ni sexo

196. La clínica más relevante de un tumor cerebral es:

a. Síndrome piramidal
b. Síndrome talámico
c. Síndrome de hipertensión endocraneal
d. Síndrome vertebrobasilar

197. Una primoconvulsión en el adulto es sugestiva de:

a. Epilepsia
b. Pseudotumor cerebral
c. Hidrocefalia
d. Tumor cerebral

198. Las metástasis que se localizan en el cerebro tienen generalmente su origen en tumores localizados en:

a. Riñón
b. Pulmón
c. Genitales
d. Tubo digestivo

199. De los estudios que a continuación se mencionan, el de mayor utilidad en el diagnóstico de un tumor cerebral es:

a. TAC cerebral
b. Tomografía por emisión de positrones
c. Angiografía cerebral
d. RNM con gadolinio

200. Son criterios de malignidad en un tumor cerebral:

a. Características histológicas
b. Tamaño y velocidad de crecimiento
c. Grado de desplazamiento y distorsión
d. Todos los anteriores

201. La radiocirugía con gamma knife está indicada en las siguientes patologías, excepto en:

a. Meningioma gigante
b. MAV de pequeño tamaño
c. Metástasis cerebrales de 2-3 cm de diámetro
d. Neurinomas del acústico no mayores de 3x3 cm de diámetro

202. La indicación quirúrgica en caso de metástasis cerebrales está dada cuando se trata de:

a. Lesión única
b. Lesiones múltiples
c. Lesiones superficiales
d. Lesiones intraventriculares

203. Los meningiomas intracraneales que cursan con el síndrome de Foster Kennedy se localizan en:

a. Surco olfatorio
b. Clivus
c. Convexidad
d. Foramen magnum

204. La cirugía estereotáxica está indicada ante la presencia de:

a. Tumores de gran tamaño
b. Lesiones pequeñas y profundas
c. Múltiples metástasis
d. Lesiones hemorrágicas masivas

205. El cordoma es un tumor que se observa generalmente con relación a:

a. Hemisferios cerebelosos
b. Hemisferios cerebrales
c. Clivus
d. Cordón medular dorsal

206. ¿Cuál de los siguientes tumores es más frecuente en la región sellar?

a. Astrocitomas
b. Craneofaringiomas
c. Pineocitomas
d. Ependimomas

207. Las siguientes variedades de tumor transicional, psamomatoso y papilar corresponden:

a. Ependimomas
b. Oligodendrogliomas
c. Astrocitomas
d. Meningiomas

208. ¿Cuál de los siguientes tumores que se mencionan guarda estrecha relación con la esclerosis tuberosa?

a. Astrocitoma subependimario de células gigantes
b. Astroblastoma
c. Meduloblastoma
d. Meningioma

209. De los tumores de células gliales, el que con mayor frecuencia muestra focos de calcificación es:

a. Meningioma psamomatoso
b. Astrocitoma
c. Oligodendroglioma
d. Glioblastoma multiforme

210. El tipo de ependimoma que aparece casi exclusivamente a nivel del filum terminale es:

a. Ependimoma papilar
b. Ependimoma mixopapilar
c. Subependimoma
d. Ependimoma anaplásico

211. El gangliocitoma, el ganglioglioma, la neurocitoma central y el neuroblastoma son:

a. Tumores neuroectodermicos pobremente diferenciados
b. Tumores neuroectodermicos con diferenciación pineocítica
c. Tumores neuroectodermicos con diferenciación neuronal
d. Tumores neuroectodermicos con diferenciación ependimaria

212. El meduloblastoma:

a. Se observa generalmente en la primera década de la vida
b. Se localiza preferentemente en el vermis cerebeloso
c. Es un tumor neuroectodérmico pobremente diferenciado
d. Todas las aseveraciones son verdaderas

213. Los neurinomas o schwanomas que afectan a los nervios raquídeos se localizan preferentemente en:

a. Región cervical
b. Raíces posteriores de la región dorsal
c. Región lumbar
d. No hay predilección por región topográfica

214. Los meningiomas son tumores que se originan a partir de células:

a. Aracnoideas
b. Gliales

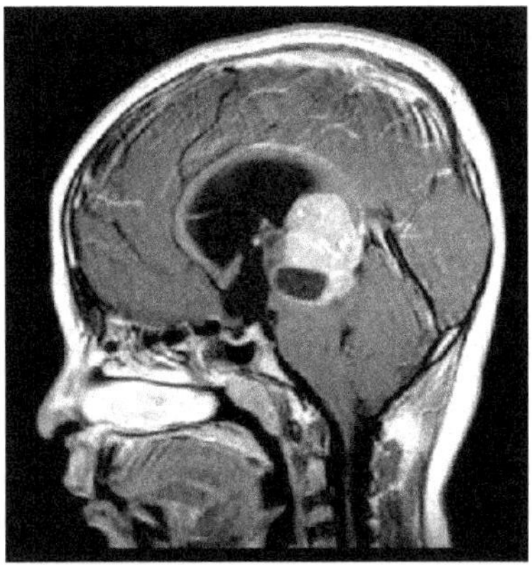

FIG. 23 Germinoma de región pineal.

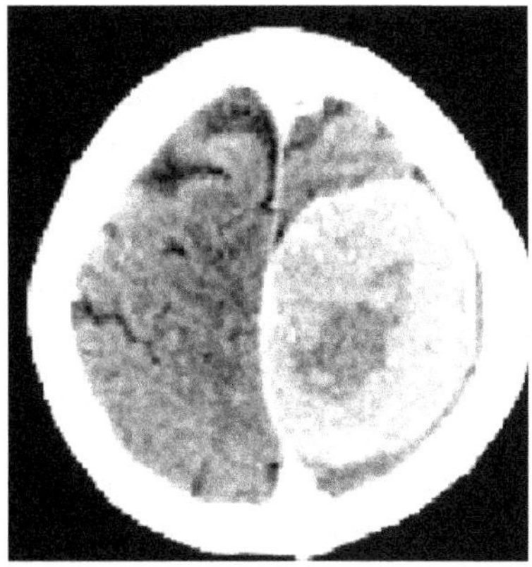

FIG. 24 Meningioma para sagital gigante.

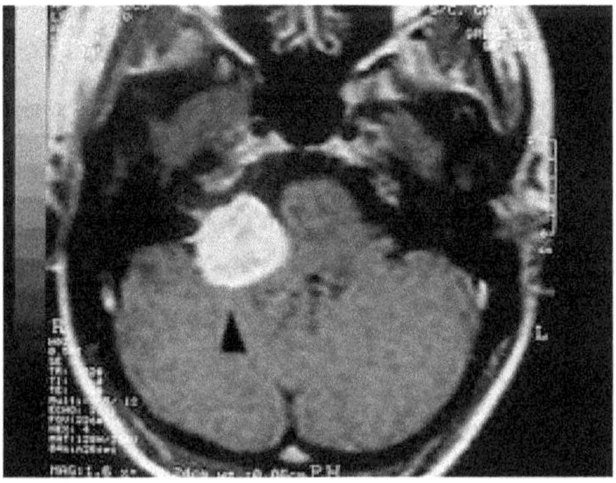

FIG. 25 Neurinoma del VIII par craneal.

c. Duramadre
d. Neurales

215. Los meningiomas son tumores pocos frecuentes en los niños con una incidencia de 1–3% y un 1,5% de todos los tumores en la edad pediátrica. Los meningiomas en los niños presentan algunas características que los distinguen:

a. Ausencia de implantación dural
b. Histología de alto grado
c. Agresividad
d. Todas las anteriores

216. Los tumores de células germinales se localizan generalmente en:

a. Región hipofisaria
b. Región talámica
c. Región pineal
d. Tallo cerebral

217. Un tumor cerebral con un cuadro clínico caracterizado por pubertad precoz, diabetes insípida y síndrome diencefálico, su localización se presume en:

a. Hipotálamo
b. Tallo cerebral
c. Hemisferio cerebral dominante
d. Ninguno de los anteriores

218. En el caso de los meningiomas, las formas angioblásticas, hemangiopericíticas, papilares y anaplásicas se caracterizan por:

a. Siempre tiene localización basal
b. Generalmente son malignos
c. Tendencia a la recidiva
d. Son los tipos más frecuentes a la infancia

219. La incidencia predominante 2:1 de los meningiomas en el sexo femenino se ha tratado de relacionar con:

a. Alteraciones en el cromosoma X
b. Presencia de receptores de progesterona en células tumorales
c. Factores hereditarios
d. Todas las anteriores

220. De los tumores de la región sellar que a continuación se mencionan, el más frecuente es:

a. Adenoma hipofisario
b. Craneofaringioma
c. Astrocitoma del quiasma
d. Meningioma

221. La galactorrea, amenorrea y ginecomastia que pueden aparecer clínicamente en un paciente con tumor hipofisario se deben a un adenoma productor de:

a. ACTH
b. STH o GH
c. PRL
d. FSH

222. Las siguientes pruebas: determinación de cortisol libre urinario, supresión rápida y débil con dexametasona, determinación de 17 hidrocorticosteroides en orina y cortisol plasmático tienen utilidad en el diagnóstico de:

a. Síndrome acromegálico
b. Síndrome de Forbes-Albright
c. Enfermedad de Cushing
d. Cualquier adenoma de hipófisis

223. El tratamiento médico de elección en el caso de adenomas hipofisarios productores de prolactina es:

a. Dexametasona
b. Ciproheptadina
c. Hidrocortisona
d. Bromocriptina

224. El pituicitoma es un tumor que se localiza en:

a. Lóbulo posterior de la hipófisis
b. Lóbulo anterior de la hipófisis
c. Se localiza en cualquiera de los lóbulos hipofisarios
d. Glándula epífisis

225. En el síndrome de silla turca vacía, ésta se encuentra ocupada por:

a. Tejido glial no funcionante
b. LCR
c. Aire
d. Cualquiera de los mencionados

226. El tratamiento quirúrgico de la silla turca vacía está indicado cuando:

a. No tiene indicación quirúrgica
b. Presenta alteraciones visuales o fístulas de LCR
c. Siempre está indicada la cirugía
d. Cuando las alteraciones hormonales están presentes

227. La presencia de una masa tumoral quística con calcificaciones en la región sellar hace presumir un diagnóstico de:

a. Adenoma hipofisario
b. Glioma del quiasma óptico
c. Craneofaringioma
d. Adenocarcinoma

228. El meduloblastoma:

a. Predomina en el sexo masculino
b. Se localiza generalmente en el vermis
c. Clínicamente se observa ataxia troncal
d. Todas las aseveraciones son verdaderas

229. ¿Cuál de los siguientes tumores tiene tendencia a dar metástasis a través del LCR?

a. Astrocitoma quístico del cerebelo
b. Papiloma de los plexos coroideos
c. Meduloblastoma
d. Glioma del tallo cerebral

230. El tipo de astrocitoma que predomina en el cerebelo, conocido también como astrocitoma juvenil, es:

a. Astrocitoma gemistocítico
b. Astrocitoma pilocítico
c. Astrocitoma fibrilar
d. Astrocitoma protoplasmático

231. De los tumores de fosa posterior, el de mejor pronóstico por su lento crecimiento, su poca tendencia a diseminarse y por considerarse de bajo grado, es:

a. Ependimoma
b. Meduloblastoma
c. Glioma de tallo
d. Astrocitoma quístico

232. Los síntomas rápidamente evolutivos con afectación de varios pares craneales son característica de:

a. Meduloblastoma
b. Glioma de tallo cerebral
c. Glioblastoma multiforme
d. Neurinomas del ángulo pontocerebeloso

233. La clasificación de tumores en difusos, focales, exofíticos corresponde a:

a. Gliomas cerebelosos
b. Astrocitoma de hemisferios cerebrales
c. Gliomas de tallo cerebral
d. Gliomas talámicos

234. De los tumores de la fosa posterior, el que generalmente nace en el cuarto ventrículo es:

a. Meduloblastoma
b. Ependimoma
c. Astrocitoma
d. Hemangioblastoma

235. Los hemangioblastomas tienden asociarse con:

a. Neurofibromatosis
b. Síndrome de Cushing
c. Carcinomatosis meníngea
d. Enfermedad de Von Hipell Lindau

236. Los tumores que a continuación se mencionan se localizan en el ángulo pontocerebeloso, siendo el más frecuente hasta en un 70%:

a. Colesteatoma
b. Glomus yugular
c. Neurinomas del VIII par
d. Meningiomas

237. Ante la presencia de un tumor de la región pineal en un paciente masculino de 15 años de edad que al iniciar tratamiento de radioterapia muestra disminución importante del tamaño tumoral, debemos sospechar de:

a. Germinoma
b. Pineocitoma
c. Pineoblastoma
d. Teratoma

238. Los gangliocitomas:

a. Son masas formadas por células maduras de naturaleza neuronal
b. Son propios de la infancia y adultos jóvenes
c. Están en relación con la enfermedad de Lhermitte-Duclos
d. Todas las anteriores

239. El tumor de Wilms, el neuroblastoma y el rabdomiosarcoma son la causa de metástasis más frecuente en el SNC en:

a. Ancianos
b. Niños
c. Adultos jóvenes
d. Ninguno de los anteriores

240. ¿Cuál de los siguientes grupos de lesiones tumorales son de localización raquimedular?

a. Ependimoma, astrocitoma, papiloma de los plexos coroideos, adenoma
b. Oligodendrogliomas, meningioma, ependimoma, schwanomas
c. Hemangioblastoma, meningioma, astrocitomas, glioblastoma multiforme
d. Astrocitoma, ependimoma, meningioma, schwanomas.

241. Los meningiomas raquimedulares son de localización:

a. Extradural
b. Intramedular
c. Intradural extramedular
d. Pueden tener cualquier localización

242. De los tumores intradurales intramedulares, el más frecuente en la infancia es:

a. Astrocitoma
b. Meningioma
c. Ependimoma
d. Schwanoma

243. Las metástasis localizadas a nivel raquimedular se caracterizan por:

a. Tener localización intramedular
b. Afectar en igual proporción al cordón medular y a las raíces
c. Tomar localización extradural
d. Diseminarse a través del LCR

244. Ante la presencia de una tumoración en la bóveda craneal en un hombre de 50 años:

a. Se sospecha metástasis
b. Está indicado un gammagrama óseo
c. Las tumoraciones de la bóveda son más frecuentes en hombres que en mujeres.
d. Todas las observaciones son verdaderas

245. El tumor óseo benigno más frecuente de la bóveda craneal, y que se caracteriza por ser osteoblástico, es:

a. Tumor de células ligamento
b. Osteoma
c. Fibroma
d. Quiste oseoaneurismático

246. Las lesiones que a continuación se mencionan son osteolíticos, excepto:

a. Mieloma
b. Histiocitosis
c. Condrosarcoma
d. Meningioma

247. El glioma del nervio óptico, en su forma benigna conocido también como hamartoma astrocítico, se observa generalmente en:

a. Adultos jóvenes
b. Niños
c. Ancianos
d. Aparece a cualquier edad

248. La causa más importante en Venezuela de traumatismo encéfalocraneano (TEC) es:

a. Accidente de tránsito
b. Accidente laboral
c. Accidente deportivo
d. Homicidio

249. El sexo masculino es el más afectado en los traumatismo encéfalocraneano, siendo el grupo etario de más alta incidencia:

a. 0–14 años
b. 15–45 años
c. 45–60 años
d. Mayores de 60 años

250. Laceraciones de cuero cabelludo, fracturas craneales, hematomas subgaleales y daño axonal difuso son considerados:

a. Lesiones secundarias
b. Lesiones por contragolpe
c. Lesiones primarias
d. Ninguna de las anteriores

251. Las lesiones por contragolpes se deben a:

a. Desplazamiento del cerebro
b. Directamente en la zona del impacto
c. Factores rotacionales
d. Todas las anteriores

252. Se considera traumatismo encéfalocraneano abierto cuando:

a. Existe laceración del cuero cabelludo
b. Se produce una fractura hundimiento
c. Además de fractura craneal, hay edema cerebral
d. Si se produce ruptura traumática de la duramadre

253. Los hematomas subperiósticos o cefalohematomas son frecuentes en:

a. Niños
b. Adultos jóvenes
c. Ancianos
d. Se producen a cualquier edad

254. Las estructuras craneales conocidas como arbotantes, que en número de seis se encuentran distribuidas, constituyen:

a. Zonas de menor resistencia
b. Son las zonas inmediatas que rodean los orificios naturales de cráneo
c. Zonas de mayor resistencia
d. Ninguna de las anteriores

255. ¿Cuál de las siguientes lesiones se puede considerar consecuencia directa de una fractura craneal?

a. Contusión cerebral
b. Hematoma epidural
c. Hematoma subdural
d. Edema cerebral

256. La presencia de algunos signos clínicos como fístula de LCR, hematomas palpebrales y lesión de algunos pares craneales nos hacen sospechar de:

a. Contusiones cerebrales profundas
b. Fracturas conminutas de la bóveda
c. Hematomas intracerebrales
d. Fracturas de la base del cráneo

257. Se considera una fractura craneal compuesta:

a. Cuando es una fractura multifragmentaria
b. Cuando además de fractura hay hematoma intracraneal
c. Cuando sobre el foco de fractura existe lesión de cuero cabelludo
d. Todas las anteriores son verdaderas

258. ¿Cuál de los siguientes tipos de fractura requiere generalmente tratamiento quirúrgico?

a. Fractura deprimida
b. Fractura de la base
c. Fractura diastasada
d. Fractura multifragmentaria

259. Las llamadas fracturas especiales, entre las que se pueden mencionar las fracturas evolutivas, las fracturas diastáticas y los hundimientos en "bola de ping pong", son propias de:

a. Niños menores de 3 años de edad
b. En la edad escolar
c. Son propias de la adolescencia
d. Pueden estar presentes en cualquier edad de la infancia

260. El quiste leptomeníngeo que ocurre como consecuencia del desgarro de la duramadre ocasionado por la fractura de la bóveda craneal, es característica de:

a. Fracturas deprimidas o hundimientos
b. Fracturas evolutivas
c. Fracturas del peñasco
d. Fracturas compuestas

261. La alteración traumática de la función nerviosa, completamente reversible y que no deja ninguna alteración anatomo.patológica, se conoce como:

a. Conmoción cerebral
b. Contusión cerebral
c. Coma
d. Daño axonal difuso

262. Los focos de contusión cerebral tienden a localizarse en:

a. Polos frontales, temporales y occipitales
b. Se localizan a nivel de los ganglios basales
c. Tienen la tendencia a localizarse en la línea media
d. Generalmente son lesiones difusas

263. Cuando hay confluencia de varios focos de contusión se originan:

a. Hematomas epidurales
b. Hematomas subdurales
c. Zonas de conmoción cerebral
d. Hematomas intraparenquimatosos

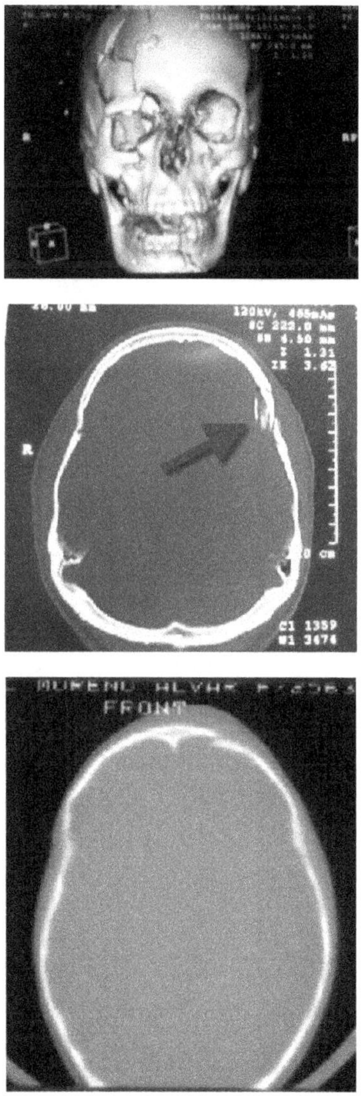

A
B
C

FIG. 26 A, B y C Fracturas craneales.

264. La característica anatomo.patológica de la contusión cerebral está dada por:

a. Necrosis neuronal
b. Hemorragias petequiales
c. Edema vasogénico
d. Todas las anteriores

265. La escala de coma de Glasgow (ECG) utilizada para lograr una "uniformidad" de criterio en la valoración del estado de conciencia de un paciente, contempla:

a. Apertura ocular, respuesta verbal, frecuencia cardiaca
b. Respuesta motora, actividad respiratoria, tensión arterial
c. Apertura ocular, respuesta verbal, respuesta motora
d. Apertura ocular, estado de las pupilas, déficit sensitivo

266. Se considera que un paciente con un traumatismo encéfalocraneano (TEC) tiene mal pronóstico cuando la valoración en la ECG es:

a. 3–8 pts.
b. 9–12 pts.
c. 13–15 pts.
d. 0–2 pts.

267. Se valora un paciente que abre los ojos a los estímulos dolorosos, localiza con su mano derecha el lugar donde se produce el estímulo y se mantiene conectado a través de un tubo endotraqueal a un ventilador de volumen. La valoración en la ECG correspondiente a este paciente es:

a. 3 pts.
b. 8 pts.
c. 10 pts.
d. 7 pts.

268. En el manejo del edema cerebral postraumático que ocasiona incremento de la presión intracraneal se adoptan una serie de medidas que a continuación se mencionan, excepto:

a. Agentes hiperosmóticos
b. Derivación ventriculoperitoneal

c. Barbitúricos
d. Hipotermia

269. La causa más frecuente de hemorragia subaracnoidea (HSA) es:

a. Ruptura de aneurismas
b. Enfermedad cerebrovascular hipertensiva
c. Traumatismos encefalocraneanos
d. Discrasias sanguíneas

270. ¿Cuál de las siguientes complicaciones de un TEC está asociada a un grave síndrome de contusión-edema?

a. Fístula de LCR
b. Hematoma epidural
c. Hidrocefalia postraumática
d. Hematoma subdural

271. El pronóstico de un hematoma subdural agudo se agrava en:

a. Niños
b. Pacientes mayores de 60 años
c. Cuando el hematoma evoluciona a crónico
d. Todas las aseveraciones son verdaderas

272. La característica imagenológica típica de un hematoma epidural agudo en una TAC, es:

a. LOE hiperdenso bicóncavo
b. LOE hipodenso biconvexo
c. LOE hiperdenso irregular extraparenquimatoso
d. LOE hiperdenso biconvexo extraparenquimatoso

273. El origen del hematoma epidural es generalmente:

a. Venoso
b. Arterial
c. Sangre del diploe
d. Producto de contusiones corticales quc drenan al espacio epidural

274. En un paciente que tras un traumatismo craneofacial presenta exoftalmo pulsátil, congestión conjuntival, soplo ocular y déficit visual, el diagnóstico presuntivo es:

a. Hematoma intraocular
b. Traumatismo ocular directo
c. MAV retiniana accidentada
d. Fístula carotidocavernosa

275. En un paciente masculino de 18 años de edad que tras un traumatismo directo con objeto contundente en la región temporal derecha presenta tumoración preauricular de 2x3 cm, pulsátil, indolora, la cual alcanzó dicho tamaño en una semana de evolución, el diagnóstico probable a confirmar es:

a. Hematoma intratemporal
b. MAV de la arteria temporal superficial
c. Pseudoaneurisma de la arteria temporal superficial
d. Quiste leptomeníngeo postraumático

276. La lesión postraumática del III, IV y VI par craneal está asociada generalmente a:

a. Fracturas etmoidales
b. Focos de contusión bifrontales
c. Trauma ocular directo
d. Fracturas del esfenoides

277. Los higromas subdurales:

a. Se observan generalmente después de una semana del trauma
b. Son colecciones subdurales de LCR por desgarros de la aracnoides
c. Tienen indicación quirúrgica sólo si producen desplazamientos de la línea media
d. Todas las aseveraciones son verdaderas

278. De las complicaciones infecciosas de los TEC, la más frecuente es:

a. Absceso cerebral
b. Meningitis
c. Empiema subdural
d. Encefalitis

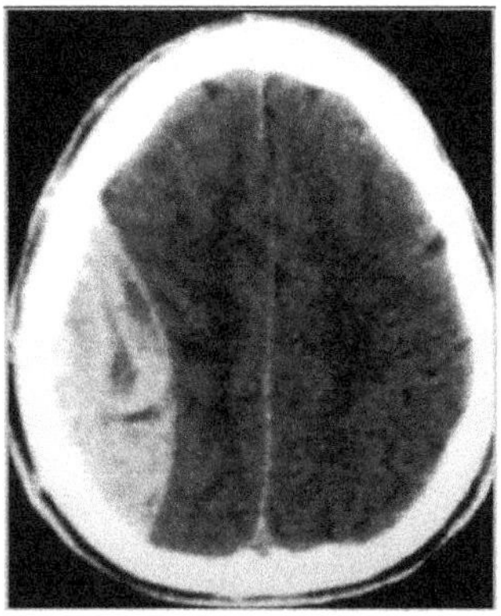

FIG. 27 Hematoma epidural.

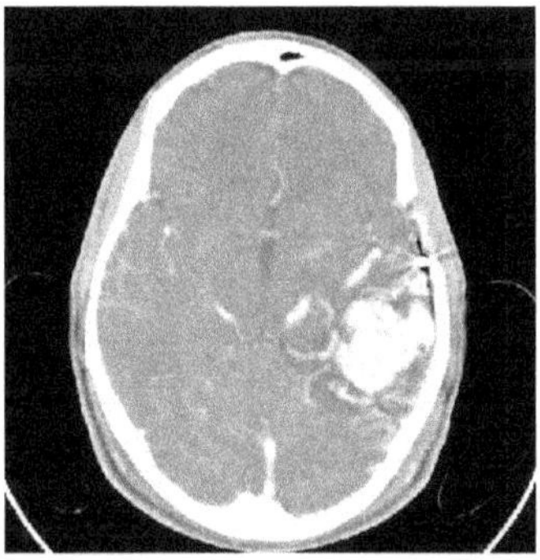

FIG. 28 Hematoma intraparenquimatoso.

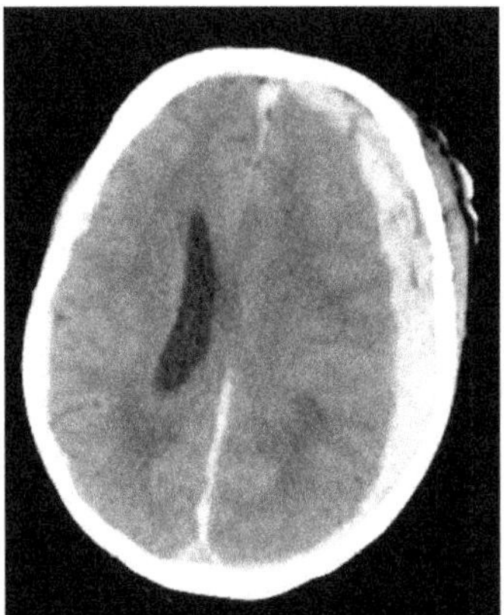

FIG. 29 Hematoma subdural.

279. Las crisis convulsivas que se presentan como consecuencia de un traumatismo encefalocraneano (TEC) y que con mayor frecuencia se asocian a crisis convulsivas tardías, son:

a. Las crisis que aparecen en la primera hora postrauma
b. Las crisis que ocurren en la primera semana
c. No tienen ningún significado pronóstico
d. La epilepsia postraumática sólo ocurre si hay fractura hundimiento

280. Una complicación frecuente en las hemorragias intraventriculares postraumáticas es:

a. Drenaje del hematoma al parénquima cerebral
b. Síndrome de hipotensión endocraneana por hiperdrenaje de LCR
c. Son incompatibles con la vida
d. Hidrocefalia

281. En los hematomas subdurales crónicos, ¿cuál de las siguientes aseveraciones es verdadera?

a. Generalmente se relacionan con traumatismos de poca severidad
b. El grupo etario que con mayor frecuencia se ve afectado son los pacientes de edad avanzada
c. Están delimitados por una membrana neovascularizada
d. Todas las aseveraciones son verdaderas

282. El agente causal que con mayor frecuencia se aísla en el absceso cerebral postraumático es:

a. Estafilococo dorado
b. Neumococo
c. E. coli
d. Estreptococo

283. La inconciencia prolongada en los pacientes con TEC severo es debida a:

a. Edema cerebral
b. Daño axonal difuso

c. Contusiones cerebrales
d. Hematomas intracraneales

284. Entre las causas que originan la lesión secundaria en los TEC, la de peor pronóstico es:

a. Hipertensión arterial
b. Hipocapnia
c. Hipoxia-isquemia
d. Incremento del FSC y PPC

285. La lesión secundaria de los TEC se caracteriza:

a. Por incremento del FSC, originando congestión vascular
b. Compromiso de la autorregulación originando hipoxia e isquemia
c. Los fenómenos bioquímicos incrementan la salida de calcio de la célula y la producción de alcalosis
d. Ninguna de las anteriores

286. El daño axonal difuso, considerado una de las complicaciones más graves de los TEC, se produce debido a:

a. Las diversas fuerzas rotacionales, translacionales y de aceleración–desaceleración en el momento del impacto
b. La disrupción de los axones debido a los focos de contusión
c. El edema cerebral persistente ocasiona ruptura de los axones y desmielinización
d. Todas las aseveraciones son verdaderas

287. Debido a la falta de oxígeno se producen alteraciones metabólicas que disminuyen la producción de ATP necesario para el mantenimiento de la estabilidad iónica intra y extracelular. Esto trae como consecuencia:

a. Edema vasogénico
b. Edema intersticial
c. Edema celular
d. Congestión vascular

288. La alteración del metabolismo aeróbico originando una condición de anaerobiosis produce:

a. Lactoacidosis
b. Disminución drástica de la producción de ATP
c. Liberación de radicales libres
d. Todas las anteriores

289. Las siguientes características anatomopatológicas: a) Vesículas de retracción axonal, b) Agrupaciones microgliales hipertróficas, c) Áreas de desmielinización, son propias de:

a. Focos de contusión cerebral
b. Zonas de edema
c. Laceraciones meningoencefálicas
d. Daño axonal difuso

290. Los hematomas epidurales en niños:

a. La mayoría ocurre en menores de 2 años
b. Se acompañan de gran edema cerebral
c. La mayoría cursa sin gran compromiso del nivel de conciencia
d. Evolucionan rápidamente a un deterioro severo de su condición neurológica

291. La razón por la cual en los niños el uso de manitol tiene menos indicación que la hiperventilación es:

a. Presentar generalmente hiperemia
b. La disminución de $PaCO_2$ disminuye el VSC por vasoconstricción disminuyendo la PIC
c. El manitol aumenta el FSC
d. Todas las aseveraciones son verdaderas

292. En un paciente de 9 meses de edad que ingresa por presentar crisis convulsiva tonicoclónicas en hemicuerpo derecho, al fondo de ojo se aprecia hemorragia retiniana y la TAC muestra HSD agudo, la causa más frecuente de este tipo de lesiones está dada por:

a. Discrasias sanguíneas
b. Maltrato infantil
c. Traumatismo encefalocraneano severo
d. Todas las anteriores

293. De las lesiones postraumáticas que requieren mayor urgencia en su solución quirúrgica por el compromiso de la vida del paciente:

a. Fractura hundimiento
b. Hematoma intraparenquimatoso
c. Hematoma subdural agudo
d. Hidrocefalia aguda

294. Los hematomas de fosa posterior presentan buen pronóstico cuando al valorar la TAC:

a. Su tamaño no excede los 6 cm de diámetro
b. Si no se acompañan de fracturas occipitales
c. Que las cisternas se muestren libres
d. Ninguna de las anteriores

295. El trabajo osmótico dependiente del ATP:

a. Es necesario para mantener oxigenada la neurona
b. Favorece la producción de ácido láctico
c. Mantiene los gradientes Iónicos intra y extracelular
d. Disminuye el consumo de Glucosa

296. En los procesos de isquemia postraumática observamos:

a. Incremento del ácido láctico
b. Alteración de la bomba Na/K
c. Incremento del ácido araquidónico
d. Todas las anteriores

297. En la atención prehospitalaria de un paciente politraumatizado es necesario:

a. Médicos, laboratorio y transporte
b. Personal capacitado, Rx, tipeaje sanguíneo
c. Personal capacitado, equipos de reanimación, transporte
d. Médicos especialistas, TAC, quirófano.

298. En la atención prehospitalaria se lleva a cabo:

a. Evaluación, sutura de heridas, tipeaje, Rx, observación
b. Evaluación, resucitación, inmovilización, rescate, traslado

c. Examen neurológico, TAC, resucitación, rescate, traslado
d. Examen físico, tipeaje, Rx, sutura de herida, traslado

299. Un aumento severo de la PIC con disminución de la PPC implica:

a. Hipoxia
b. Isquemia
c. Edema celular
d. Todas las anteriores

300. En caso de un TEC, ¿cuál de los siguientes elementos no puede prevenirse desde el punto de vista médico?

a. Hipoxia
b. Isquemia
c. Lesión primaria
d. Hipovolemia

301. ¿Cuál de los siguientes factores es de mal pronóstico en un TEC?

a. Fractura craneal
b. Hematoma epidural
c. Valoración en el ECG = 10 pts.
d. Hipoxia-isquemia

302. Las alteraciones metabólicas que se suceden en el cerebro como consecuencia de un TEC severo, y actúan sobre el PH:

a. Aumentándolo
b. Se mantiene estable
c. Disminuyendo
d. No ejerce ninguna influencia

303. ¿Cuál de las siguientes sustancias incrementa sus niveles en el metabolismo anaeróbico de las células nerviosas?

a. Lactato
b. Bicarbonato
c. HCL
d. Potasio intracelular

304. Son lesiones epicraneales:

a. Fracturas lineales
b. Caput sub sedaneum
c. Hematomas epidurales
d. Contusiones cerebrales

305. Las fracturas de la base de cráneo, generalmente se diagnostican:

a. Mediante RNM
b. Por Rx de cráneo
c. Clínicamente
d. Por ultrasonido

306. La presencia de neumoencéfalo en caso de TEC es un elemento diagnóstico de:

a. TEC cerrado complicado
b. TEC abierto
c. Fractura de bóveda craneal
d. Edema cerebral

307. La otorraquia es un signo clínico de:

a. Fractura de peñasco
b. Fractura de fosa anterior
c. Contusión cerebral
d. Ninguna de las anteriores

308. Son complicaciones precoces de los TEC, excepto:

a. HSA
b. Hematoma subdural agudo
c. Absceso cerebral
d. Hemorragia intraventricular

309. Son complicaciones tardías de los TEC, excepto:

a. HSD crónico
b. Osteomielitis de la bóveda
c. Epilepsia postraumática
d. Fractura conminuta de la bóveda

310. Las lesiones por contragolpe se ubican:

a. En el sitio del impacto
b. Alejada del área de impacto
c. Es independiente del área de impacto
d. Dentro de los ventrículos

311. En el sitio del accidente debemos dar prioridad a:

a. Garantizar vía aérea, detener sangramientos, inmovilización
b. Sonda vesical, sonda nasogástrica, transfusión sanguínea
c. Examen físico integral, Rx de cráneo, intubación
d. Examen neurológico, tipeaje, sonda vesical, Rx

312. La lesión secundaria debido a su naturaleza conduce a:

a. Muerte celular
b. No influye en la célula
c. Mantenimiento del metabolismo aeróbico
d. La producción de 38 mol de ATP

313. Un paciente portador de un TEC tiene criterio de intubación endotraqueal cuando:

a. ECG es de 8 pts. o menos
b. PO_2 arterial es menor de 60 mmHg
c. Tiraje universal
d. Todas las anteriores

314. La fístula de LCR postraumática puede presentar como complicación:

a. Edema cerebral
b. Alteración del estado de conciencia
c. Procesos infecciosos
d. Ninguno de los anteriores

315. En un TEC agudo severo, el estudio imagenológico que nos aporta mayor información, que incluye desde fracturas, edema cerebral y colecciones hemáticas, es:

a. RNM
b. Angiografía

c. TAC
d. Doppler transcraneal

316. En TEC cerrado complicado, ¿cuál de las siguientes opciones cobra mayor importancia al examen neurológico?

a. Tamaño pupilar
b. Agudeza visual
c. Movilización de extremidades
d. Nivel de conciencia

317. La mortalidad de los pacientes que sufren TEC debido a heridas por armas de fuego:

a. 40–50%
b. 90–100%
c. 75–80%
d. 30–40%

318. La razón por la cual los proyectiles son capaces de originar lesiones difusas a distancia del lugar por donde penetra el tejido es:

a. Presión yuctamisil
b. Ondas de presión de choque longitudinal
c. Ondas de presión de transferencia de energía cinética
d. La alta temperatura del proyectil

319. La disrupción de tejido es mayor cuando:

a. El proyectil penetra y sale del cráneo
b. El proyectil queda alojado en la cavidad craneal
c. Si el proyectil es de alta masa y baja velocidad
d. Si el proyectil es de baja masa y alta velocidad

320. En el estudio del estado vegetativo postraumático, así como de las lesiones subagudas y crónicas hemorrágicas y no hemorrágicas, el método diagnóstico de mayor utilidad es:

a. TAC cerebral
b. Tomografía por emisión de positrones
c. RNM
d. Valoración ultrasónica transcraneal

321. La causa más frecuente de traumatismo raquimedular (TRM) es:

a. Accidentes de tránsito
b. Caídas
c. Accidentes deportivos
d. Agresiones

322. La siringomielia postraumática se produce debido a:

a. Aumento de la presión dentro del canal ependimario
b. Conflicto de espacio similar al producido en el Sínd. de Arnold Chiari
c. Necrosis isquémica
d. Ninguna de las anteriores

323. En condiciones normales, la médula, al igual que el cerebro, posee un mecanismo de autorregulación mediante el cual el flujo sanguíneo medular se mantiene constante dentro de un alto rango de variaciones de la presión arterial. El flujo sanguíneo medular en condiciones normales es de 12 a 15 ml/100 gr/min para la sustancia blanca, y de 40 a 50 ml/100 gr/min para la sustancia gris. Inmediatamente después del trauma, la perfusión sanguínea disminuye aproximadamente en:

a. 75%
b. 50%
c. 25%
d. 10 a 15%

324. La dosis utilizada en las primeras 8 horas después del traumatismo raquimedular (TRM) de succinato sódico de metilprednisolona, es:

a. 100 mg/kg dosis inicial 4.5 mg/kg/hora en las restantes 23 horas
b. 50 mg/kg dosis inicial 5 mg/kg/hora en las restantes 23 horas
c. 1.000 mg dosis inicial 10 mg/kg/hora en las restantes 23 horas
d. 30 mg/kg dosis inicial 5.4 mg/kg/hora en las restantes 23 horas

325. El mecanismo por el cual la metilprednisolona brinda un efecto beneficioso en los TRM es debido a:

a. Inhibición de la peroxidación lipídica por los radicales libres
b. Disminución de la concentración de calcio intracelular

c. Conservación del metabolismo aeróbico
d. Todas las aseveraciones son ciertas

326. El objetivo de la resucitación en un paciente traumatizado es:

a. Lograr un rápido traslado al hospital
b. Corregir las deformidades de la columna
c. Proporcionar perfusión y oxigenación óptima
d. Ninguna de las anteriores

327. Un paciente con un TRM cervical, el ABC de su atención inicial debe orientarse a:

a. Inmovilizarlo, trasladarlo al hospital, estudios radiológicos
b. Garantizar vía aérea, vigilar estado respiratorio, estabilización hemodinámica
c. Instalar SNG, sonda vesical, inmovilización, estabilización de la columna
d. Ninguna de las anteriores

328. ¿Cuál de las siguientes aseveraciones es verdadera?

a. El shock neurogénico se relaciona con la inestabilidad cardiovascular como consecuencia de la lesión medular.
b. El shock medular se refiere a la pérdida completa de sensibilidad, motilidad y actividad refleja con flacidez por debajo del nivel de la lesión
c. La terapia nutricional precoz en un paciente con TRM es recomendada debido a que presentan una elevada tasa metabólica de 50 a 100% sobre lo normal
d. Todas las aseveraciones son verdaderas

329. En la proyección lateral de una Rx de columna cervical, la distancia entre la odontoides y el arco anterior de C1 mide 3 - 3.5 mm en los adultos y hasta 5 mm en los niños. Cuando esta distancia está alterada debe sospecharse de:

a. Ruptura del ligamento transverso
b. Ruptura del ligamento alar
c. Ruptura del ligamento apical
d. Ruptura membrana tectoria

330. En la proyección radiológica de columna cervical alta con la boca abierta tiene utilidad en la evaluación de:

a. Cualquier solución de continuidad de la apófisis odontoides
b. Asimetrías en la distancia entre la odontoides y el borde medial de las masas laterales de C1
c. La suma de los dos espacios entre la odontoides y las masas laterales del atlas no debe exceder los 7 mm
d. Todas las anteriores

331. El segmento que con mayor frecuencia se ve comprometido en fracturas mediante el mecanismo de flexión, es:

a. L4–S1
b. D11–L2
c. C7–D2
d. D3–D7

332. Entre las características importantes de las lesiones traumáticas de la columna dorsal entre D1 y D10, destacan:

a. Mayor intensidad del trauma que las produce
b. Alta incidencia de déficit neurológico total
c. Lesión ósea sin componente rotacional
d. Todas las anteriores

333. En el hallazgo radiológico de deformidad en cuña del cuerpo vertebral mayor del 25%, aumento de la distancia interpedicular, fragmento óseo retropulsado y subluxación lateral, el diagnóstico corresponde a:

a. Fractura compresión grado I
b. Fractura del ahorcado
c. Fractura por aplastamiento o estallido
d. Fractura compresión gado II

334. Las luxofracturas de la columna toracolumbar son causadas por la combinación de fuerzas de flexión, compresión y rotación. Imagenológicamente se caracterizan por:

a. Comprometer el cuerpo y elementos posteriores
b. Presentar luxación anterior bilateral de las carillas articulares

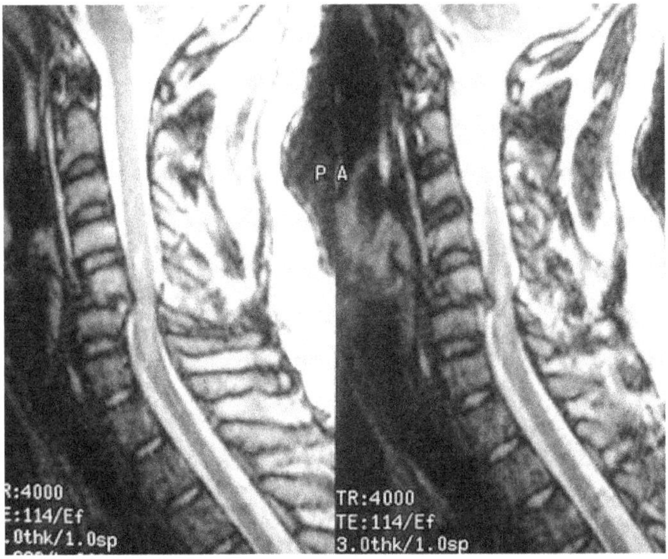

FIG. 30 Traumatismo raquimedular cervical. Compresión medular C5-C6.

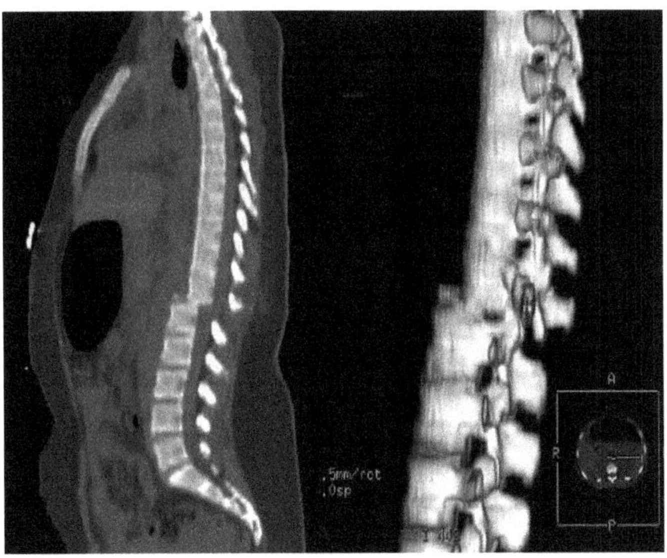

FIG. 31 Traumatismo raquimedular dorsolumbar. Retrolistesis T12-L1.

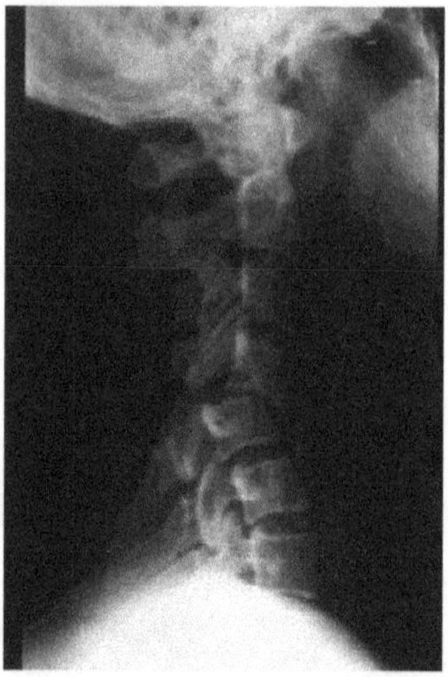

FIG. 32 Traumatismo raquimedular cervical.
Anterolistesis C4-C5, transposición de carillas articulares.

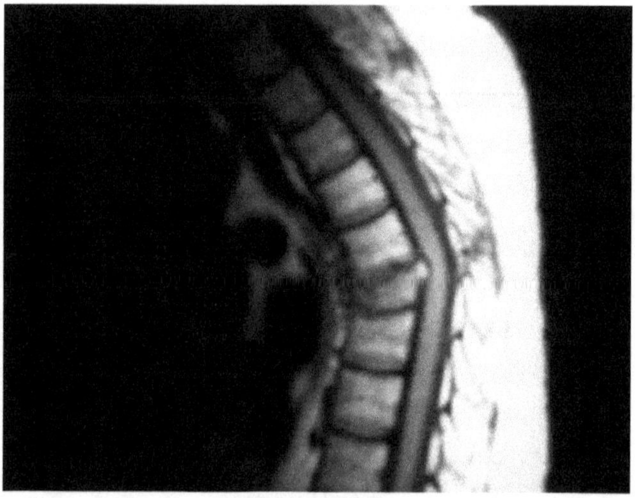

FIG. 33 Traumatismo raquimedular dorsal.
Cifosis postraumática, fractura cuerpo vertebral.

c. a y b son verdaderas
d. Ninguna es verdadera

335. Para detectar fracturas no identificadas en Rx simples, identificar fragmentos óseos desplazados, localizar cuerpos extraños o fragmentos óseos dentro del canal raquídeo y definir la amplitud residual el canal medular, el estudio de elección en estos casos es:

a. RNM panorámica de columna
b. Tomografía lineal
c. Rx simple AP, lateral y oblicuas
d. TAC con reconstrucción 3D

336. Las limitantes que a continuación se mencionan: 1) no se pueden hacer estudios dinámicos para evaluar inestabilidad, 2) no es un método práctico para estudiar segmentos largos de la columna, y 3) fracturas horizontales no desplazadas, por ej., de tipo II del odontoides, pueden pasar desapercibidas, son inherentes a.

a. TAC
b. RNM
c. Tomografía lineal
d. Rx simple

337. El uso de la RNM en la valoración de un TRM agudo:

a. Permite obtener información directa de lesiones de la médula, como edema, contusión hematomas
b. Puede crear imágenes con efecto mielográfico para evaluar el compromiso del canal medular por fragmentos óseos, osteofitos, hernias de los discos, hematomas epidurales
c. Tiene mejor definición en el estudio de los componentes óseos del canal medular
d. Sólo a y b son verdaderas

338. La presencia en un paciente de ciertos elementos como marcapasos, clips ferromagnéticos de aneurismas intracraneales, neuroestimuladores, ciertos implantes cocleares, cuerpos extraños intra oculares y algunas prótesis valvulares constituye contraindicación absoluta de:

a. TAC helicoidal
b. RNM
c. Tomografía lineal
d. Ninguna de las anteriores

339. La RNM en la valoración del TRM está indicada:

a. En quienes las lesiones óseas identificadas por otros métodos no concuerden con el nivel del déficit
b. Con déficit neurológico cuyas Rx y TAC no muestren lesiones aparentes
c. Con radiculopatía postraumática
d. Todas las anteriores

340. La siringomielia postraumática está asociada generalmente a:

a. Áreas de edema medular
b. Focos de contusión medular
c. Todas las lesiones post traumáticas evolucionan a siringomielia
d. Ninguna de las anteriores

341. El concepto que a continuación se menciona: "Pérdida de la capacidad de la columna bajo fuerzas fisiológicas, de mantener la relación entre las vértebras permitiendo que ocurra daño o irritación de la médula o las raíces y de otra parte, el que se desarrolle una deformidad vertebral incapacitante o la aparición de un dolor intolerable", corresponde a:

a. Estabilidad espinal
b. Síndrome de Brown Sequard
c. Inestabilidad espinal
d. Fractura luxación

342. El criterio de mayor importancia al momento de considerar una lesión como "inestable" es:

a. Criterio clínico
b. Criterio radiológico
c. Criterio anatomopatológico
d. Todos los anteriores

343. Según la clasificación de Denis, ¿cuál de los siguientes elementos constituye la columna posterior?

a. Mitad posterior del cuerpo vertebral y disco intervertebral
b. Apófisis espinosas, pedículos, mitad anterior del cuerpo vertebral
c. Láminas, ligamento longitudinal post., mitad post. del cuerpo, mitad post. del disco
d. Pedículos, láminas, apófisis espinosas, facetas, ligamentos inter y supraespinosos

344. La fractura de Jefferson, generalmente se considera una lesión que no compromete la estabilidad de la columna. No obstante, si se asocia a fractura del odontoides o ruptura del ligamento transverso del atlas se produce un desplazamiento de las masas laterales del atlas con relación al axis, de:

a. 6–9 mm o más
b. 4–5 mm
c. 3 mm
d. 10 mm o más

345. ¿Cuáles de las fracturas de odontoides se consideran inestables?

a. Tipo I
b. Tipo II
c. Tipo III
d. Todas se consideran inestables

346. La espasticidad en los TRM:

a. Aparece si la lesión es completa a nivel cervical
b. Se instala inmediatamente si hay focos de contusión
c. Es de aparición tardía
d. Se presenta cuando la lesión es de cauda equina

347. En la exploración física de un paciente con TRM, el signo de Babinski es indicativo de:

a. Lesión de los cordones posteriores
b. Lesión de la vía piramidal
c. Compromiso de la cola de caballo
d. Lesión parcial

348. El mayor compromiso de la sensibilidad propioceptiva indica que la lesión afecta fundamentalmente a:

a. Cordones laterales
b. Cordones anteriores
c. Astas anteriores
d. Cordones posteriores

349. La paraplejia es la condición clínica del paciente que se presenta:

a. Cuando la lesión se ubica desde T1 hacia abajo
b. Si la lesión está a nivel cervical
c. Hay pérdida total de la función neurológica en los cuatro miembros
d. Cuando la pérdida de la función compromete parcialmente los cuatro miembros

350. La hipotensión observada en la etapa de shock medular se debe a:

a. Hipovolemia
b. Vasoconstricción
c. Dilatación vascular por tono simpático deficiente
d. Falla de la autorregulación vascular de la médula

351. El primer signo clínico que indica recuperación del shock medular es:

a. Control esfinteriano
b. Presencia del reflejo bulbocavernoso
c. Aparición del reflejo patelar
d. Reflejo cutáneo abdominal presente

352. La clasificación de Frankel en los TRM es básicamente funcional, la cual comprende desde la "A" hasta la "E". Un paciente, al ser valorado presenta abolición de actividad motora, hipoestesia partir de L1, hipotonía del esfínter rectal. Con estas características clínicas, la valoración corresponde a:

a. Frankel E
b. Frankel C
c. Frankel A
d. Frankel B

353. Un paciente masculino de 65 años de edad sufre al resbalar un traumatismo en el mentón con hiperextensión del cuello. Clínicamente, el paciente presenta disminución de la fuerza muscular en las cuatro extremidades, siendo más acentuado el déficit en los miembros superiores. El diagnóstico de este paciente corresponde a:

a. Síndrome espinal anterior
b. Síndrome de Brown Sequard
c. Síndrome central del cordón
d. Lesión de cordones posteriores

354. La causa del síndrome de Brown Sequard, generalmente está asociada a:

a. Zambullidas en aguas poco profundas
b. Heridas punzopenetrantes o por armas de fuego
c. Lesiones de cola de caballo
d. Estallido del cuerpo vertebral con retropulsión de fragmento óseo

355. El síndrome de cauda equina se caracteriza por:

a. Ser asimétrico
b. El compromiso esfinteriano es menor que en la lesión de cono medular
c. Alteraciones sensitivas en silla de montar
d. Todas las anteriores

356. Las características clínicas del síndrome central del cordón se deben a:

a. La ubicación central de la comisura gris
b. La disposición de las fibras en los cordones laterales
c. Las fibras que van a la región lumbosacra se ubican centralmente
d. Los cordones posteriores son los más afectados

357. Cuando se valora un estudio imagenológico de columna y se aprecian lesiones por compresión de los elementos vertebrales anteriores y distracción de los posteriores, el mecanismo del trauma es:

a. Extensión
b. Flexión

c. Rotación
d. Combinación de a+c

358. El mecanismo de flexión y rotación simultánea produce:

a. Luxación interfacetaria unilateral
b. Luxación interfacetaria bilateral
c. Disrupción de los elementos anteriores
d. Fractura en gota de lágrima

359. La fractura del ahorcado (Hangman) se caracteriza por:

a. Fractura del arco anterior y posterior del atlas
b. Luxofractura occisitoatloidea
c. Fractura bilateral de la pars inter articularis del axis con desplazamiento C2–C3
d. Fractura desplazamiento C1–C2

360. La fractura de Jefferson se produce:

a. Cuando se asocian mecanismos de flexorrotación
b. Cuando el mecanismo es de extensión
c. Solamente existe mecanismo de rotación
d. La fuerza se trasmite de los cóndilos occipitales a las masas laterales del atlas con desplazamiento externo de éstas

361. El elemento estabilizador de mayor importancia en la columna cervical alta es:

a. Ligamentos alares
b. Ligamento transverso
c. Ligamento apical
d. Carillas articulares

362. En la unión occipitoatloidea están presentes todos los movimientos que se mencionan, excepto:

a. Rotación axial
b. Flexión
c. Extensión
d. Inclinación lateral

363. La fractura tipo II del odontoides:

a. Es una fractura oblicua que sólo compromete el vértice del odontoides
b. Es una fractura conminuta del odontoides
c. Afecta la base, separando la odontoides del cuerpo del axis
d. Se extiende al cuerpo del axis

364. ¿Cuál de las siguientes aseveraciones no es verdadera?

a. La columna cervical baja es la más afectada por traumatismos
b. Los ligamentos transverso, alares, apical y membrana tectoria pertenecen a la columna cervical baja
c. La columna cervical baja está comprendida desde C3 y C7
d. Las estructuras más importantes para mantener la estabilidad de la columna cervical baja son el disco intervertebral y el complejo musculoligamentario

365. La tracción cervical que se lleva a cabo para alinear los desplazamientos postraumáticos:

a. Está contraindicada en fracturas inestables de cráneo
b. Se debe realizar en la primera hora de ingresar el paciente
c. La angulación de la tracción modifica la distracción de las diferentes estructuras
d. Todas las aseveraciones son verdaderas

366. ¿Cuál de los siguientes objetivos persigue el tratamiento quirúrgico del TRM?

a. Alinear la columna
b. Descomprimir estructuras neurales
c. Estabilizar
d. Todos los anteriores

367. En los niños menores de 5 años, el segmento que se ve comprometido con mayor frecuencia en los TRM es:

a. Segmento cervical bajo
b. Segmento toracolumbar
c. Segmento torácico
d. Segmento cervical alto

368. La lesión medular sin evidencia radiológica de lesión ósea conocida como SCIOWRA:

a. Es casi exclusiva de la edad pediátrica
b. Los infartos venosos podrían ser responsables de algunas lesiones medulares que no aparecen inmediatamente después del trauma, sino de 30 min a 4 días postrauma
c. La elasticidad ligamentaria e hipermotilidad de la columna en los niños podrían ser las responsables de este síndrome
d. Todas las aseveraciones son verdaderas

369. La falta de tono muscular en miembros inferiores, la dilatación venosa por ausencia de innervación simpática y la presión en reposo sobre las piernas favorecen la aparición de:

a. Ulceras de decúbito
b. Trombo embolismo pulmonar
c. Hipertensión arterial de miembros inferiores
d. Todas las anteriores

370. ¿Cuál de los siguientes mecanismos explica el edema pulmonar neurogénico en un paciente con TRM?

a. Por descarga simpática masiva aumenta la resistencia vascular sistémica con desviación del líquido vascular a la circulación pulmonar
b. Aumento de la presión en la aurícula izquierda con incremento del retorno venoso, aumento de la presión en la arteria pulmonar con vasoconstricción venosa pulmonar que genera filtración de líquido a través de la membrana alveolar
c. La posición estática del paciente con sobrecarga de líquidos administrados
d. a y b son verdaderas

371. En el TRM, la lesión primaria se define como:

a. Lesiones que sufre la médula a consecuencia de alteraciones bioquímicas
b. Daño mecánico que se produce como consecuencia del impacto
c. Alteraciones isquémicas por fallas vasculares
d. Cambio en el metabolismo de las neuronas

372. La lesión secundaria debido a su naturaleza conduce a:

a. Muerte celular
b. No influye en la célula
c. Mantenimiento del metabolismo aeróbico
d. La producción de 38 mol de ATP

373. La siringomielia postraumática observada en los TRM:

a. Aparece precozmente
b. Se debe a un ensanchamiento del espacio subaracnoideo
c. Es precursora de tumores intramedulares
d. Es de aparición tardía

374. En un TRM, el aumento transitorio de la T.A., la hipotensión arterial prolongada, la hipoperfusión medular y la pérdida de la autorregulación:

a. Se producen por alteraciones en la microcirculación
b. Se puede considerar una lesión secundaria
c. Puede conducir a isquemia del cordón medular
d. Todas las anteriores

375. El trabajo osmótico dependiente del ATP:

a. Es necesario para mantener oxigenada la neurona
b. Favorece la producción de ácido láctico
c. Mantiene los gradientes iónicos intra y extracelular
d. Disminuye el consumo de glucosa

376. En los procesos isquémicos postraumáticos observamos:

a. Incremento del ácido láctico
b. Alteración de la bomba Na/K
c. Incremento de ácido araquidónico
d. Todas las anteriores

377. El síndrome de cola de caballo en un TRM:

a. Cursa con déficit total
b. Siempre se observa cuando el nivel de la lesión es torácica
c. Cursa con cuadriparesía
d. Puede aparecer si la lesión es a nivel de L3

378. El síndrome de cono medular se observa si la lesión se ubica en:

a. T11–T12
b. L1–L2
c. L5–S1
d. C5–C6

379. El síndrome de shock espinal postraumático aparece:

a. Inmediatamente después del trauma
b. Es de aparición tardía
c. Cursa con cuadriplejía
d. Sólo está presente si la lesión es cervical

380. La clasificación de Frankel en los TRM:

a. Tiene utilidad clínica
b. Posee valor pronóstico
c. El grado "A" se refiere a un déficit neurológico total
d. Todas las aseveraciones son verdaderas

381. En los TRM, la trilogía alineación, descompresión y estabilización:

a. Facilita el manejo clínico del paciente
b. Evita la progresión del daño neurológico
c. Permite la movilización precoz del paciente
d. Todas son ciertas

382. En un paciente que sufre un TRM, cuyo estudio radiológico no muestra lesión ósea aparente y cursa con severo daño neurológico, la exploración más útil para determinar la naturaleza de la lesión es:

a. Exploración quirúrgica
b. RNM
c. TAC
d. Potenciales evocados somato sensoriales

383. La fractura compresión grado I:

a. Es inestable
b. Cursa con déficit severo

c. No tiene indicación quirúrgica
d. Compromete el segmento posterior del cuerpo vertebral

384. La espondiloptosis postraumática:

a. Cursa con severo déficit neurológico
b. No influye en el comportamiento clínico
c. Siempre está asociada a déficit parcial
d. Sólo se observa a nivel lumbar

385. La tetraplejia se observa en un paciente cuya lesión se localiza:

a. T3–T4
b. L1–L2
c. C5–C6
d. T11–T12

386. En un TRM, uno de los mecanismos de lesión medular es:

a. Destrucción directa por el trauma
b. Compresión por fragmentos óseos, hematomas o material discal
c. Isquemia por daño o disfunción de arterias espinales
d. Todas las anteriores

387. En un paciente que consulta por cefalea súbita, signos de irritación meníngea e hiperdensidad en las cisternas cerebrales observadas en TAC, el diagnóstico más probable es:

a. Meningitis bacteriana
b. Hemorragia subaracnoidea (HSA)
c. Meningitis viral
d. Ninguna de las anteriores

388. ¿Cuál de las siguientes entidades es la más frecuente como causa de hemorragia subaracnoidea (HSA) espontánea?

a. TEC
b. Ruptura de aneurismas
c. Ruptura de malformaciones arteriovenosas (MAV)
d. Hemorragia hipertensiva

389. La ruptura de las malformaciones arteriovenosas (MAV) afecta generalmente al grupo etario:

a. 40–60 años
b. > de 60 años
c. No hay diferencia por grupo etario
d. Menores de 20 años

390. El resangramiento, vaso espasmo e hidrocefalia son complicaciones frecuentes observadas en:

a. Ruptura de MAV
b. Sangramiento de T.U. cerebrales
c. HSA por aneurismas
d. Todas las anteriores

391. La compresión del III par craneal es frecuente en aneurismas ubicados en:

a. Origen de la arteria comunicante posterior
b. Arteria comunicante anterior
c. Arteria oftálmica
d. Bifurcación arteria cerebral media

392. La hipertensión arterial frecuentemente observada en la HSA es debida a:

a. Secundaria al aumento de la PIC
b. Estimulación directa de los centros reguladores de la TA
c. a y b son verdaderas
d. Existe antecedente de hipertensión arterial

393. Las hemorragias intraoculares que se pueden observar en la HSA son más frecuentes en los aneurismas que se ubican en:

a. Arteria oftálmica
b. Arteria carótida
c. Arteria comunicante posterior
d. Arteria comunicante anterior

394. ¿Cuál de las siguientes escalas en la valoración clínica de la HSA se realiza en función de la Escala de coma de Glasgow (ECG)?

a. Hunt y Hess
b. Botterell
c. Sano y Tamura
d. Ninguna de las anteriores

395. La escala de Hunt y Hess:

a. Valora el estado clínico
b. Tiene valor pronóstico
c. El grado I se refiere a un paciente asintomático o con mínima cefalea o rigidez de nuca
d. Todas las aseveraciones son verdaderas

396. El estudio de elección para el diagnóstico de una MAV o de un aneurisma cerebral es:

a. TAC cerebral
b. Angiografía cerebral
c. RNM cerebral
d. Doppler trans craneal

397. ¿Cuál de las siguientes alteraciones electrocardiográficas puede verse en un paciente con HSA?

a. Onda P puntiaguda
b. Alargamiento del segmento Q-T
c. Onda T alta
d. Todas las anteriores

398. El cuadro clínico que con frecuencia acompaña la MAV que no ha sangrado es:

a. Déficit motor
b. Alteraciones sensitivas
c. Crisis convulsivas
d. Alteraciones psicomotoras

399. De las complicaciones de la HSA por ruptura de aneurismas, la que representa mayor gravedad es:

a. Nuevo sangramiento
b. Hidrocefalia

c. Vasoespasmo
d. Todas las anteriores

400. Los elementos diagnósticos que a continuación se mencionan: tamaño y forma del aneurisma, número de aneurismas, presencia y severidad de vaso espasmo, vasos comprometidos, características del cuello y relaciones del domo, son determinadas en forma más precisa mediante:

a. Angiorresonancia
b. Angiotomografía
c. Pan angiografía cerebral transfemoral
d. Doppler transcraneal

401. Los aneurismas que al romperse se asocian con mayor frecuencia a hematomas intracraneales son los ubicados en:

a. Arteria basilar
b. Arteria cerebral media
c. Arteria comunicante posterior
d. Arteria oftálmica

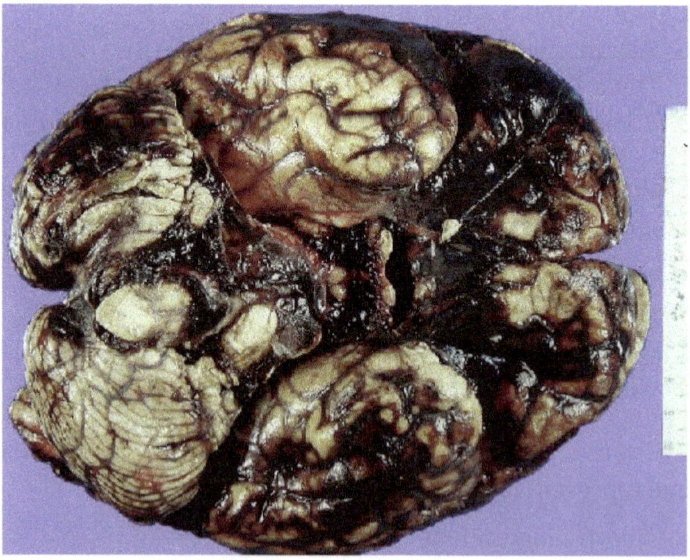

FIG. 34 Pieza anatomopatológica mostrando hemorragia subaracnoidea.

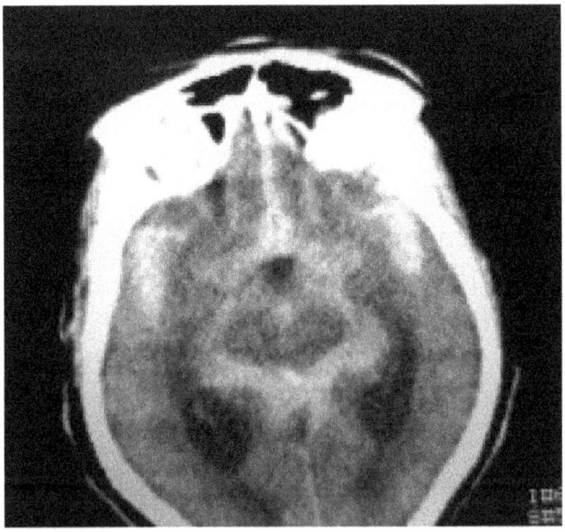

FIG. 35 TAC cerebral con hemorragia subaracnoidea que compromete ambos hemisferios.

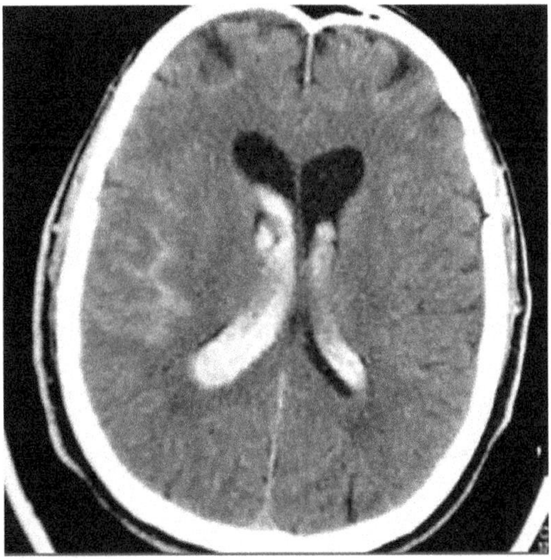

FIG. 36 TAC cerebral con hemorragia subaracnoidea que compromete territorio de arteria cerebral media y drena a ventrículo (Fisher IV).

402. Un paciente a quien se le diagnostica HSA por ruptura de aneurisma, a las 72 horas del evento inicial presenta crisis convulsiva con deterioro severo de su condición neurológica. Usted sospecha entonces de:

a. Vasoespasmo severo
b. Hidrocefalia hipertensiva aguda
c. Resangramiento
d. Status convulsivo

403. El tiempo en que se observa con mayor frecuencia el resangramiento de los aneurismas cerebrales es:

a. Las tres primeras semanas posteriores al evento inicial
b. En las primeras 24 horas del evento
c. Después del primer mes del evento inicial
d. Generalmente ocurre después del año

404. La presencia de hematomas intraparenquimatosos se asocia generalmente a la ruptura de:

a. Aneurismas de la arteria comunicante post.
b. MAV
c. Ectasias vasculares
d. Angiomas cavernosos

405. En las primeras 24 horas de ocurrir una HSA espóntanea se produce una contractura de la pared arterial como mecanismo de defensa, la cual está mediada por:

a. Los productos que comienzan a aparecer como consecuencia de la degradación de la sangre
b. Los cambios bruscos de la T.A.
c. Serotonina, prostaglandina, angiotensina, catecolamina e histamina
d. Ninguno de los anteriores

406. El vasoespasmo inducido por la degradación de los elementos de la sangre tiene su mayor incidencia:

a. Inmediatamente después del sangrado
b. 5°-14° día

c. Después de la tercera semana del evento
d. No existe fecha predictiva de su aparición

407. Los cambios anatomopatológicos de los vasos cerebrales que se mencionan a continuación, los cuales configuran una vasculopatía proliferativa, hiperplasia muscular de la media, necrosis, separación de la membrana basal del endotelio, fibrosis subintimal, agregación plaquetaria, desprendimiento del endotelio y cambios inflamatorios en la adventicia, corresponden a:

a. Vasculopatía hipertensiva
b. Vasoespasmo cerebral
c. Vasculitis
d. Vasculopatía diabética

408. El método diagnóstico no invasivo para detectar precozmente el vasoespasmo cerebral es:

a. Angiorresonancia
b. AngioTAC
c. Arteriografía cerebral
d. Doppler transcraneal

409. La hidrocefalia observada en la HSA:

a. Es de tipo comunicante
b. Se debe a disminución de la absorción de LCR en las vellosidades aracnoideas
c. Está determinada por la presencia de residuos del catabolismo hemático que ocasionan fibrosis en las vellosidades aracnoideas
d. Todas las anteriores

410. La diferencia entre un aneurisma y un pseudoaneurisma es:

a. Estructural
b. Imagenológica
c. Depende del flujo sanguíneo
d. Según su localización

411. ¿Cuáles de los tipos de aneurismas que se mencionan a continuación son los más frecuentes?

a. Arterioescleróticos
b. Micóticos
c. Saculares o congénitos
d. Traumáticos

412. ¿Cuál de las condiciones que se mencionan muestra una mayor incidencia de aneurismas cerebrales?

a. Diabetes
b. Síndrome de Down
c. Coartación de la aorta
d. Síndrome de Dandy Walker

413. Los aneurismas micóticos:

a. Se localizan en el polígono de Willis
b. Siempre están relacionados con infecciones por hongos
c. Se observan en la circulación distal
d. Ninguna de las anteriores

414. La presión de perfusión cerebral (PPC) se considera normal, cuando sus valores se encuentran:

a. 100–150 mmHg
b. 60–70 mmHg
c. 25–50 mmHg
d. 75–100 mmHg

415. El flujo sanguíneo cerebral es en promedio 50cc/100g/min. Cuando este flujo decae a 16–18 cc/100g/min se presenta:

a. Detención transitoria de la función neuronal
b. Inicio del metabolismo anaeróbico. Umbral de fallo eléctrico
c. Umbral de fallo de membrana (daño irreversible)
d. Muerte neuronal

416. La enfermedad de Moya Moya se caracteriza:

a. Por presentar múltiples aneurismas
b. Consiste en una MAV de fosa posterior
c. Enfermedad multiinfartos debido a ateromatosis hereditaria
d. Enfermedad oclusiva, progresiva no inflamatoria

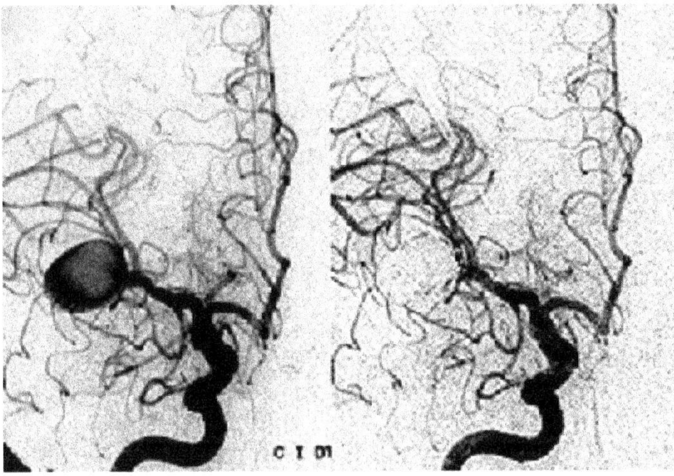

FIG. 37 Aneurisma gigante, arteria cerebral media.

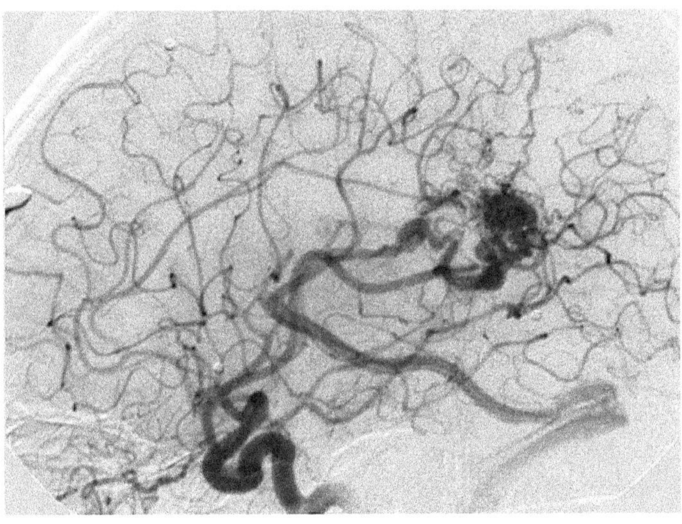

FIG. 38 Malformación arteriovenosa.

417. Los vasos Moya Moya:

a. Son los troncos arteriales obstruidos
b. Vasos ectásicos de la malformación
c. Fina red de colaterales compensatorios
d. Ninguno de los anteriores

418. Las malformaciones arteriovenosas (MAV):

a. Constituyen una hiperplasia de arterias, capilares y venas
b. Es la formación hipertrófica de una red capilar
c. Presencia de arterias y venas anómalas unidas por una red capilar normal
d. Persistencia de la comunicación A/V primitiva por falla en el desarrollo capilar

419. El efecto de masa y el fenómeno del "robo" que puede apreciarse en la MAV son responsables de:

a. Daño neurológico progresivo
b. Rotura de la MAV
c. Cefaleas migrañosas
d. Todas las anteriores

420. En la valoración de las MAV, la escala de Spetzler y Martin contempla los siguientes aspectos:

a. Incidencia de convulsiones, edad, tamaño de la MAV
b. Vasos aferentes, tamaño MAV, sangramiento
c. Cefalea, convulsiones, déficit neurológico
d. Tamaño del nido MAV, elocuencia del área, drenaje venoso

421. En las MAV menores de 3 cm, ubicadas profundamente y de bajo flujo, el tratamiento de elección es:

a. Resección quirúrgica
b. Radiocirugía
c. Endovascular
d. Observación

422. Las hemorragias cerebrales intraparenquimatosas primarias están asociadas a:

a. Ruptura de aneurismas
b. Leucemias y otras discrasias sanguíneas
c. Hipertensión arterial
d. Tumores cerebrales

423. El proceso mediante el cual los elementos endoteliales, musculares y elásticos de la pared arteriolar están completamente reemplazados por una fina capa de tejido conjuntivo con depósitos de fibrina y productos lipídicos (lipohialinosis arterial) está relacionado con:

a. La formación de microaneurismas
b. Este fenómeno se observa en las hemorragias hipertensivas
c. Los vasos más afectados son las arterias lenticuloestriadas
d. Todas las anteriores

424. La enfermedad de Moya Moya:

a. Es la enfermedad cerebrovascular más frecuente en niños
b. Su incidencia aumenta a partir de la 6ª década de la vida
c. Las hemorragias del tallo cerebral son su principal manifestación clínica
d. Constituye junto a los aneurismas las principales causas de HSA no traumática en el adulto

425. La hemorragia del R.N, observada generalmente en prematuros:

a. Se localiza en relación con los ventrículos laterales
b. Tiene su punto de partida a través de la matriz germinal
c. El tejido vascularizado y frágil que la origina es subependimario y desaparece normalmente entre la 32-34 semanas de gestación
d. Todas las aseveraciones son ciertas

426. En relación con las MAV y aneurismas en los niños:

a. La incidencia de HSA en niños tiene una relación 4:1 de las MAV respecto a los aneurismas
b. El 0.6% de los aneurismas son diagnosticados en menores de 19 años
c. a y b son verdaderas
d. Ninguna de las aseveraciones son verdaderas

427. Cuando se presentan aneurismas en los niños, la localización más frecuente es:

a. Arteria comunicante anterior
b. Arteria carótida int./comunicante post.

c. Arteria cerebral media
d. Bifurcación de la carótida interna

428. La dilatación aneurismática de la vena de Galeno se debe a:

a. Debilidad de la pared del vaso
b. Ausencia de la capa muscular del vaso
c. Dilatación por drenaje de una MAV intraparenquimatosa
d. Todas las anteriores

429. En la malformación de la vena de Galeno, las siguientes características clínicas: insuficiencia cardiaca congestiva, falla pulmonar, falla renal, acidosis, infarto al miocardio y muerte se observan en:

a. Neonatos
b. Lactantes
c. Escolares
d. Adultos

430. En los aneurismas cerebrales, el tratamiento endovascular está indicado en:

a. Pacientes mayores de 60 años con importante compromiso neurológico
b. Aneurismas ubicados en la bifurcación de la arteria basilar
c. Aneurismas menores de 10 mm cuyo cuello no exceda los 4 mm
d. Todas las aseveraciones son verdaderas

431. Cuando se produce una hemorragia en el tallo cerebral, la localización más frecuente es:

a. Bulbo
b. Mesencéfalo
c. Protuberancia
d. No hay diferencia significativa entre los diferentes segmentos

432. En la valoración preoperatoria de un aneurisma cerebral para determinar tamaño del aneurisma, características del cuello, vasos relacionados íntimamente con el aneurisma, número de aneurismas, presencia de vaso espasmo, características del domo y sus relaciones con estructuras vecinas, el estudio de elección es:

a. Angiorresonancia
b. Angiotomografía
c. Angiografía de 4 vasos
d. Doppler

433. La endarterectomía carotídea está indicada:

a. Para prevenir isquemia cerebral
b. Complemento terapéutico de la enfermedad de Moya Moya
c. En caso de estenosis mayor del 70% con antecedentes de isquemias transitorias
d. a y c son verdaderas

434. En las infecciones del SNC se consideran factores predisponentes:

a. Malformaciones cardiacas con comunicación arteriovenosa
b. Infección de senos paranasales
c. Infecciones crónicas como la diverticulitis
d. Todas las anteriores

435. El agente causal más frecuente en las infecciones del cuero cabelludo y de las osteomielitis secundarias a traumatismos o actuaciones quirúrgicas, es:

a. E. coli
b. Estafilococo
c. Pseudomona
d. Estreptococo

436. El tratamiento de la osteomielitis craneal es:

a. Uso de antibióticos de amplio espectro
b. Quirúrgico+antibióticos por 4 semanas
c. Sólo quirúrgico
d. Craniectomía+craneoplastia temprana

437. El empiema subdural se debe generalmente a:

a. Infecciones crónicas de los senos paranasales o del oído medio
b. Ventriculitis mal tratadas
c. Encefalitis
d. Ninguna de las anteriores

438. La hidrocefalia observada como complicación de una meningitis es debida a:

a. Sobreproducción de LCR
b. Alteración en la absorción de LCR
c. Obstrucción del acueducto de Silvio
d. Todas las anteriores

439. Una vez confirmado el diagnóstico de empiema subdural, su tratamiento consiste es:

a. Uso de antibiótico durante 6 semanas
b. Cuidadosa preparación preoperatoria con antibióticos
c. Craneotomía de urgencia
d. Drenaje con catéter

440. Imagenológicamente se debe sospechar de ventriculitos cuando hay:

a. Tabicación intraventricular
b. Realce ependimario tras la administración de contraste
c. Disminución de la glucorraquia
d. a y b son ciertas

441. Una lesión ocupante de espacio de naturaleza infecciosa que cursa con destrucción de tejido cerebral se conoce como:

a. Empiema subdural
b. Absceso epidural
c. Ventriculitis purulenta
d. Absceso cerebral

442. Los abscesos cerebelosos son generalmente secundarios en:

a. Sinusitis
b. Otitis
c. Traumatismos
d. Ninguna de las anteriores

443. Los abscesos cerebrales se localizan generalmente en:

a. Sustancia blanca
b. Sustancia gris

c. Intraventriculares
d. No tienen ubicación característica

444. En la formación del absceso cerebral, la etapa de cerebritis:

a. Precede a la cavitación purulenta
b. Aparece como consecuencia de la colección purulenta encapsulada
c. No siempre está presente
d. Sólo aparece en casos de inmunosupresión

445. El momento de abordar quirúrgicamente un absceso cerebral es:

a. En la etapa de cerebritis
b. Cuando se está formando la cápsula
c. Cuando el absceso ya está establecido
d. En cualquier etapa puede ser abordado

446. El tratamiento conservador (antibiótico terapia) en los abscesos cerebrales se plantea en casos de:

a. Abscesos pequeños y profundos
b. Cuando se tiene identificado el germen, independientemente de su tamaño
c. Si el absceso es cerebeloso
d. Todos los anteriores

447. Durante la formación de un absceso cerebral, la cápsula que delimita esta lesión se forma:

a. A las 72 horas
b. A los 14 días
c. Después de la 4° semana
d. No tiene fecha fija en su formación

448. En las infecciones observadas como complicación de la colocación de los sistemas derivativos ventriculoperitoneales, el germen que con mayor frecuencia se encuentra como agente causal es:

a. E. Coli
b. Pseudomona
c. Estafilococo epidermides
d. Estreptococo

449. El diagnóstico de ventriculitis se lleva a cabo:

a. Por las características tomográficas de los ventrículos
b. Por los signos clínicos
c. Por los cultivos de LCR obtenidos del reservorio de la válvula
d. Por cultivos de LCR obtenido por punción lumbar

450. En la nefritis observada como complicación de la colocación de un shunt, cuyas características clínicas son fiebre recurrente, hematuria, proteinuria, anemia, hepatoesplenomegalia, y en los casos crónicos hipertensión arterial, esta patología se observa:

a. Derivación ventriculoperitoneal
b. Drenaje ventricular externo
c. Derivación cistoperitoneal
d. Derivación ventriculoatrial

451. ¿Cuál de las siguientes patologías puede observarse en caso de TBC del SNC?

a. Abscesos cerebrales
b. Tuberculomas
c. Hidrocefalia arreabsortiva
d. Todas las anteriores

452. La lesión expansiva como consecuencia de la tuberculosis que puede verse con mayor frecuencia es:

a. Tuberculoma
b. Quistes
c. Gliomas
d. Abscesos

453. Los tuberculomas del SNC de originan:

a. Diseminación por LCR
b. Continuidad
c. Diseminación hematógena
d. Diseminación linfática

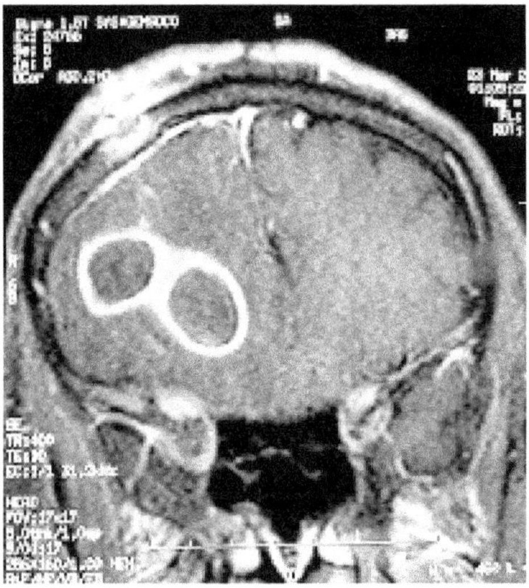

FIG. 39 Absceso cerebral doble en lóbulo frontal derecho.

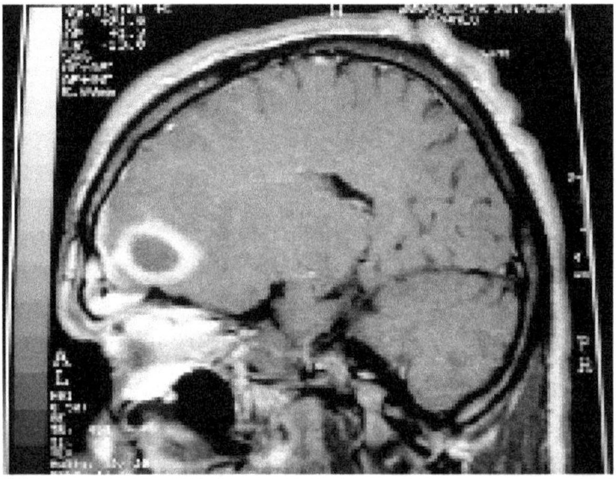

FIG. 40 Absceso cerebral, lóbulo frontal basal.

454. Estadísticamente, los pacientes portadores de SIDA, clínicamente un 30–60%, tienen compromiso del SNC. Una vez efectuada la autopsia, esta cifra se ubica:

a. 60–70%
b. 80%
c. 100%
d. No hay registros

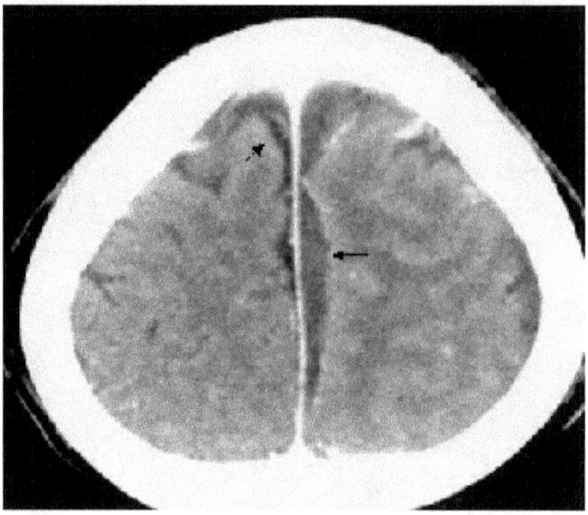

FIG. 41 Empiema subdural.

455. Las lesiones que a continuación se enumeran son observadas generalmente como lesiones focales del SNC en pacientes con SIDA. ¿Cuál de ellas es la de mayor frecuencia?

a. Linfoma primario
b. Toxoplasmosis
c. Leucoencefalopatía multifocal progresiva (LMP)
d. Abscesos: hongos, bacterias, micobacteria

456. La leucoencefalopatía multifocal progresiva (LMP)

a. Está relacionada con el papovavirus
b. Afecta principalmente los oligodendrocitos
c. Se localiza principalmente en la sustancia blanca subcortical
d. Todas las aseveraciones son verdaderas

457. El linfoma primario observado en el SNC en pacientes con SIDA:

a. Debido a la inmunodeficiencia tiene un curso insidioso, crónico
b. Tiende a aparecer en etapas tempranas de la enfermedad
c. Generalmente es una lesión única
d. Ninguna de las anteriores

458. En un paciente con SIDA hay una lesión visible en TAC, falla en el tratamiento antitoxoplasma por más de 7 días y expectativa de vida superior a los 3 meses, la conducta a seguir es:

a. Abordaje quirúrgico radical
b. Toma de biopsia
c. Inicio de quimioterapia
d. Tratamiento con radioterapia

459. Ante la presencia de una masa cerebral en un paciente con SIDA con serología positiva para toxoplasma, la conducta apropiada es:

a. Resección quirúrgica
b. Toma de biopsia estereotáxica
c. Tratamiento médico empírico para toxoplasma
d. Seguimiento imagenológico

460. La aspergilosis, blastomicosis, candidiasis y coccidioidomicosis:

a. Su puerta de entrada es por inhalación o lesiones cutáneas
b. Se presentan en pacientes inmunocomprometidos
c. Pueden dar origen a meningitis subagudas o crónicas
d. Todas la aseveraciones son correctas

461. ¿Cuál de los siguientes elementos han condicionado un aumento de las micosis del SNC?

a. Epidemia de SIDA
b. Uso indiscriminado de corticosteroides
c. Uso de citotóxicos
d. Todos los anteriores

462. Los densos exudados de las meningitis tuberculosas muestran tropismo por ubicarse:

a. Convexidad
b. Su distribución es difusa
c. Cisternas de la base, polígono de Willis, médula
d. Intraventricular

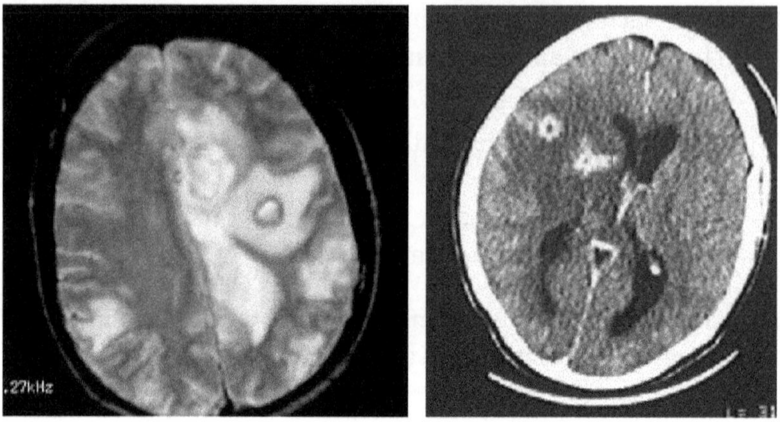

FIG. 42 a y b Toxoplasmosis cerebral en pacientes con SIDA.

463. La presentación clínica de la tuberculosis con mayor tasa de mortalidad:

a. Meningitis
b. Tuberculoma
c. Absceso
d. Ventriculitis

464. En la osteomielitis aguda piógena de la columna vertebral, generalmente por diseminación hematógena, el foco séptico más frecuente es:

a. Infecciones pulmonares
b. Infecciones urinarias
c. Tromboflebitis
d. Heridas contaminadas

465. Los microorganismos más frecuentes en la osteomielitis vertebral son:

a. Pseudomona – Klebsiela
b. Estreptococo – E. coli
c. Estafilococo dorado – E. coli
d. E. coli – Proteus

466. La osteomielitis, a diferencia de las metástasis:

a. Compromete los discos
b. Respeta los discos
c. No colapsa el cuerpo vertebral
d. Siempre se acompaña de lesiones intradurales

467. El déficit neurológico que se observa en pacientes con osteomielitis vertebral puede ser debido a:

a. Compresión por colapso del cuerpo vertebral
b. Absceso epidural
c. Tromboflebitis de las venas medulares
d. Todas las aseveraciones son verdaderas

468. La infección de la columna vertebral por TBC que se acompaña de déficit neurológico recibe el nombre de:

a. Espondilodiscitis granulomatosa
b. Espondilodiscitis piógena
c. Mal de Pott
d. Todas las anteriores

469. La discitis piógena sin osteomielitis asociada:

a. Es más frecuente en los ancianos
b. El grupo etario más comprometido son los niños
c. La vascularización del disco permanece durante la infancia
d. b y c son verdaderas

470. Las infecciones por hongos que con mayor frecuencia comprometen la función medular son las actinomicosis, coccidioidomicosis y ciptococosis, que dan lugar a compresión medular por medio de:

a. Granulomas intramedulares
b. Granulomas extramedulares
c. Aracnoiditis
d. Necrosis medular

471. En Venezuela, ¿cuál de las parasitosis que a continuación se mencionan es la de mayor frecuencia en afección al SNC?

a. Hidatidosis
b. Cisticercosis
c. Amibiasis
d. Esquistosomiasis

472. La formación de un quiste en ocasiones gigante, ubicado generalmente en el compartimiento supratentorial en el territorio de la arteria cerebral media, es característica de:

a. Cisticercosis
b. Amibiasis
c. Hidatidosis
d. Triquinosis

473. ¿Cuál de las parasitosis que se mencionan a continuación presenta cinco formas diferentes que pueden presentarse indistintamente cuando afecta el SNC: racimosa (meningobasal), quística (parenquimatosa), mixta (cerebromeníngea), intraventricular y espinal?

a. Esquistosomiasis
b. Toxoplasmosis
c. Paragonimiasis
d. Cisticercosis

474. La forma clínica en que se presenta la amibiasis cuando afecta al cerebro, es:

a. Granulomas
b. Meningitis
c. Abscesos
d. Quistes intraventriculares

475. La degeneración artrósica de las vértebras (espondilosis) coexiste con hernias discales:

a. Siempre están asociadas
b. Sólo se asocian cuando la causa es traumática
c. En personas de edad avanzada
d. Cuando la hernia se ubica en el segmento lumbar

476. El disco intervertebral:

a. Es una estructura ricamente vascularizada
b. La vascularización desaparece progresivamente en la primera década de la vida
c. El núcleo pulposo formado por fibrocartílago y una fina red capilar, es la estructura responsable de la compresión radicular
d. a y c son ciertas

477. La hernia discal, en su gran mayoría condiciona la aparición de:

a. Síndrome espinal anterior
b. Síndrome de Brown Sequard
c. Dolor visceral
d. Síndrome radicular

478. La estructura involucrada en la compresión radicular por hernia discal es el:

a. Núcleo pulposo
b. Anillo fibroso
c. Platillo cartilaginoso
c. Todos los anteriores

479. El espacio que con mayor frecuencia se ve involucrado en una hernia discal es:

a. L3–L4
b. T11–T12
c. L4–L5
d. L1–L2

480. El término columna fallida se refiere a:

a. Claudicación neurológica intermitente
b. Inestabilidad de la columna vertebral
c. Persistencia de los síntomas posteriores al tratamiento quirúrgico
d. Falla en la fusión de los cuerpos vertebrales

481. Forma parte del disco intervertebral:

a. Núcleo pulposo, pedículos, anillo fibroso
b. Núcleo pulposo, láminas, pedículos

c. Núcleo pulposo, anillo fibroso, platillos cartilaginosos
d. Anillo fibroso, ligamento longitudinal anterior, núcleo pulposo

482. Todos los elementos que a continuación se mencionan forman parte de la composición bioquímica del disco intervertebral en el adulto, excepto.

a. Proteínas análogas a las del colágeno
b. Células sanguíneas abundantes
c. Muco polisacáridos
d. Condroitin sulfato a y c

483. Entre los factores patogénicos de mayor relevancia en la etiología de la hernia discal se mencionan:

a. Factores iatrogénicos
b. Factores genéticos
c. Factores oncológicos
d. Factores degenerativos

484. El estudio imagenológico de mayor utilidad en el diagnóstico de hernia discal es:

a. Discografía
b. Mielografía
c. TAC
d. RNM

485. ¿Cuál de los siguientes tipos de hernias discales cursa clínicamente en forma silenciosa?

a. Foraminales
b. Intraesponjosa
c. Laterales
d. Disecantes

486. Una de las sustancias activadoras presentes en el núcleo pulposo responsable del dolor lumbar es:

a. Fosfolipasa A2
b. Anhidrasa carbónica
c. Ácido aminocaproico
d. Encefalinas

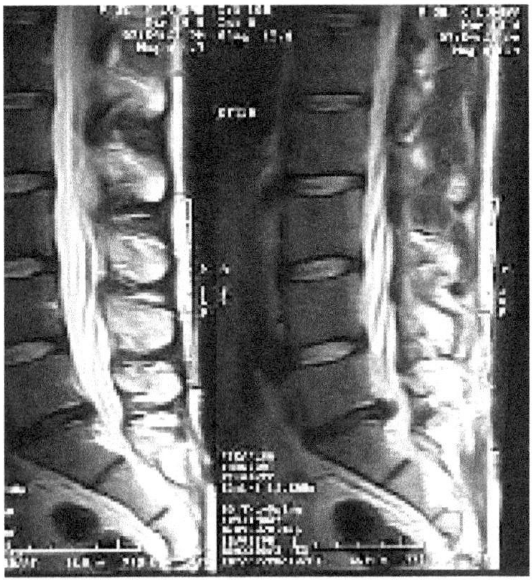

FIG. 43 Hernia discal L5-S1, corte sagital RNM.

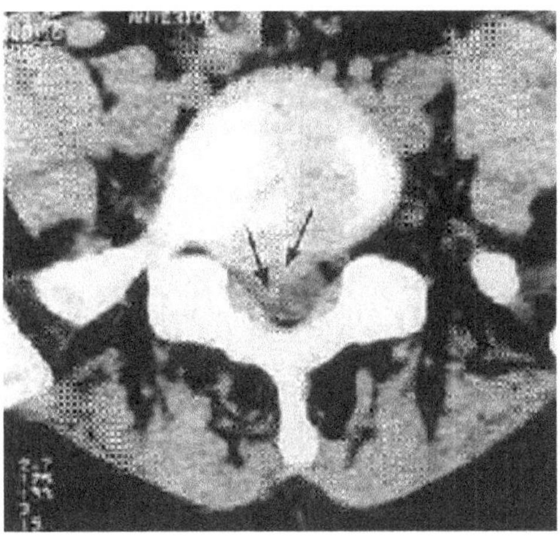

FIG. 44 Hernia discal L4-L5, TAC.

487. Forman parte del nervio ciático las siguientes raíces:

a. L2, L3, L4, L5
b. S1, S2, S3, S4
c. L4, L5, S1, S2, S3
d. L3, L4, L5, S4, S5

488. En la exploración clínica del dolor lumbociático, ¿cuál de los siguiente signos está presente?

a. Signo de Lasegue
b. Marcha antálgica
c. Signo de Naffziger Jones
d. Todos los anteriores

489. La hernia discal ubicada a nivel L4–L5 compromete la raíz:

a. L5
b. L4
c. S1
d. Todas se ven afectadas

490. En un paciente que consulta por dolor lumbociático que se irradia hasta la región del maléolo externo del MID, dificultad para deambular en punta de pie e hipoestesia en 4° y 5° dedos del pie derecho, clínicamente, usted sospecha de una hernia discal a nivel de:

a. L4–L5
b. L5–S1
c. L3–L4
d. L1–L2

491. El dolor lumbar que se observa y que en ocasiones precede a la lumbociatalgia es debido a:

a. Inestabilidad espinal
b. Compresión de raíces raquídeas
c. Irritación del nervio de Luschka
d. Origen muscular

492. ¿Cuál de las siguientes características clínicas o imagenológicas son propias de la estenosis raquídea?

a. Claudicación intermitente de la marcha
b. Hipertrofia facetaria
c. Canal espinal en trébol
d. Todas las anteriores

493. El término espondilolistesis se refiere a:

a. Solución de continuidad a nivel del istmo articular interapofisario
b. Fractura del cuerpo vertebral
c. Deslizamiento de una vértebra sobre otra
d. Fractura con desplazamiento de una vértebra

494. En un dolor cervicobraquial irradiado a la parte lateral del brazo y antebrazo, y frecuentemente a los dos primeros dedos de la mano (pulgar e índice), hipostesia del dedo pulgar y dorso de la mano, el nivel de la hernia se localiza en:

a. C5–C6
b. C6–C7
c. C4–C5
d. C3–C4

495. La paresia del tríceps e interóseos se observa cuando la raíz comprometida es:

a. C4
b. C5
c. C6
d. C8

496. Cuando la hernia discal se ubica en el espacio C6–C7, la raíz comprometida es:

a. C6
b. C7
c. C8
d. C5

497. La causa más frecuente de compresión medular y radicular cervical en personas mayores de 60 años es:

a. Hernias discales
b. Listesis
c. Espondilosis cervical
d. Tumores

498. La espondilosis cervical consiste en:

a. Retropulsión de un cuerpo vertebral
b. Estrechamiento del canal medular por hipertrofia de elementos óseos y ligamentarios
c. Herniación discal crónica asociada a reacción ósea con formación de osteofitos y deformidad artrósica
d. Descalcificación y fractura espontánea de un cuerpo vertebral cervical con compresión de raíces y/o médula espinal

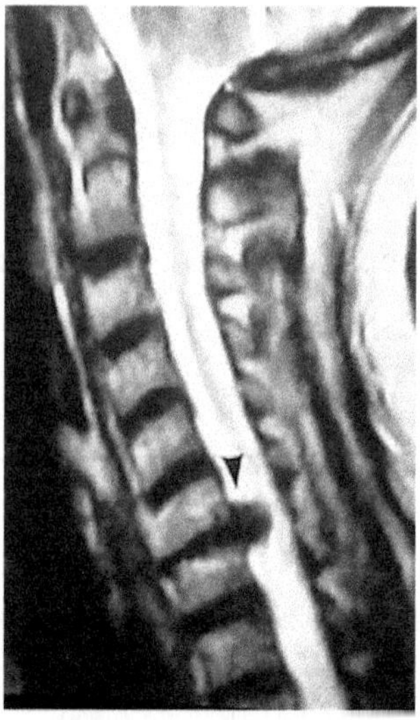

FIG. 45 Hernia cervical C6-C7, corte sagital. RNM.

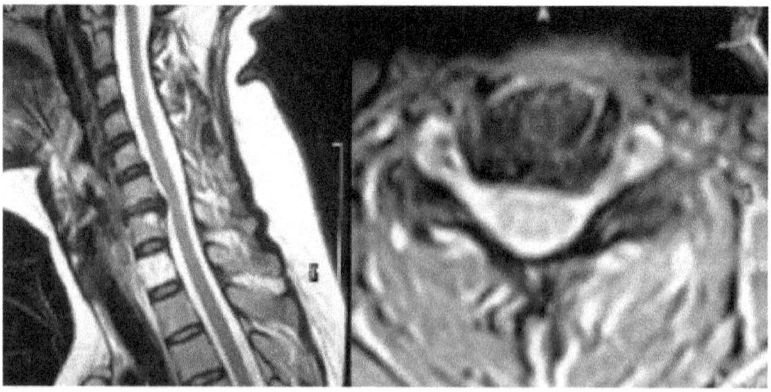

FIG. 46 Hernia cervical C6-C7, corte sagital y axial. RNM.

499. En la estenosis del canal raquídea, el tratamiento de elección es:

a. Fisiátrico
b. Medicamentoso
c. Laminectomía amplia
d. Abordaje anterior-instrumentación espinal

500. Cuando hay lesión del plexo braquial y clínicamente encontramos un paciente con dificultad o imposibilidad para la abducción del hombro, la rotación externa del brazo, la flexión del codo y la supinación del antebrazo, esa lesión se encuentra en las raíces:

a. C7
b. C5 y C6
c. C7 y C8
d. D1

501. Cuando se produce una lesión del plexo braquial en su porción inferior afectando las raíces C8 y D1, clínicamente podemos encontrar:

a. Parálisis y atrofia de los músculos flexores del antebrazo
b. Afectación de los músculos intrínsecos de la mano
c. La afectación de D1 puede cursar con síndrome de Horner
d. Todas las anteriores

502. La afectación del deltoides y los músculos extensores de la muñeca y los dedos se debe a la lesión de:

a. Fascículo posterior
b. Fascículo lateral
c. Fascículo medio
d. Plexo braquial posterior

503. La lesión del fascículo medio:

a. Afecta los músculos inervados por el nervio músculo cutáneo
b. Afecta los músculos inervados por el nervio radial
c. Afecta los músculos inervados por el nervio cubital y porción medial del nervio mediano
d. Implica lesión del diafragma

504. Las lesiones cerradas del plexo braquial:

a. Generalmente son debidas a mecanismos de tracción o compresión
b. Se debe esperar hasta 6 meses para su exploración quirúrgica
c. Se debe iniciar precozmente tratamiento fisiátrico para prevenir atrofias y rigidez articular
d. Todas las aseveraciones son ciertas

505. La maniobra de Adson, que consiste en levantar la barbilla e inspirar profundamente con la cabeza rotada hacia el lado de la lesión, lo cual puede hacer desaparecer el pulso radial, es utilizada en el diagnóstico de:

a. Lesión del nervio radial
b. Síndrome del Escaleno
c. Estenosis congénita de la arteria subclavia
d. Avulsión del plexo braquial

506. La lesión del plexo lumbosacro:

a. Se ve afectada frecuentemente por traumatismos
b. Generalmente es comprimido por tumores pélvicos
c. Acompaña frecuentemente la protrusión del disco L5-S1
d. Todas las aseveraciones son verdaderas

507. El bloqueo fisiológico en la conducción sin interrupción anatómica del axón se conoce como:

a. Neuropraxia
b. Axonotmesis
c. Neurotmesis
d. Ninguna de las anteriores

508. La paresia por compresión debida al atrapamiento del nervio cubital a nivel del codo en forma crónica produce:

a. Neurotmesis
b. Shock
c. Axonotmesis
d. Neuropraxia

509. La neurotmesis consiste en:

a. Alteración fisiológica sin daño anatómico
b. Sección del nervio
c. Lesión interna con conservación del revestimiento externo del nervio
d. Conducción irregular de los impulsos

510. La mano en garra con atrofia de la región hipotenar e imposibilidad para separar los dedos entre sí se debe a:

a. Lesión del nervio musculocutáneo
b. Lesión del nervio mediano
c. Lesión del nervio radial
d. Lesión del nervio cubital

511. La lesión del nervio radial se caracteriza por producir:

a. Mano caída o péndula
b. Mano en garra
c. Dificultad para la abducción del hombro
d. Imposibilidad para la flexión de los dedos índice, pulgar y medio

512. La parálisis del cuádriceps que impide la extensión de la pierna a nivel de la rodilla con atrofia de este músculo y abolición del reflejo rotuliano es debida a:

a. Lesión del nervio ciático poplíteo externo
b. Lesión del nervio ciático mayor
c. Lesión del nervio femoral
d. Lesión plexo sacro

513. El pie caído que origina la marcha en stepage es debido a:

a. Lesión del nervio femoral
b. Lesión del nervio peroneo
c. Lesión del nervio tibial posterior
d. Ninguno de los anteriores

514. El síndrome del túnel del carpo se origina como consecuencia de una compresión sobre:

a. Nervio radial
b. Nervio cubital
c. Nervio femoral
d. Nervio mediano

515. Las siguientes aseveraciones con relación al dolor son ciertas, excepto:

a. El dolor es un síntoma y no un signo clínico
b. Hay una relación directa entre la cantidad de tejido dañado e intensidad del dolor
c. La distorsión mecánica del tejido o las alteraciones bioquímicas deben provocar la despolarización de los receptores nociceptivos para que se produzca la sensación del dolor
d. El ácido láctico y el potasio se liberan en altas cantidades capaces de modificar la composición química de los tejidos y producir dolor cuando hay procesos isquémicos

516. Las vías aferentes nociceptivas, por ser fibras menores de 5 micras y además las menores de 2 micras son amielínicas, tienen como características:

a. Poseen lenta velocidad de conducción
b. Presentan un alto umbral a la excitación eléctrica
c. Es evidente su alta resistencia al bloqueo isquémico
d. Todas las aseveraciones son ciertas

517. Los procedimientos clínicos que estimulan los mecanismos receptores como masaje, manipulación pasiva de las articulaciones y aplicación de vibradores en la superficie corporal, tienen un efecto modulador sobre la intensidad del dolor debido a:

a. Liberación de sustancia P
b. Disminución del umbral para la despolarización
c. Liberación de metaencefalina
d. Inhibición de la producción de endorfinas

518. La despolarización de las neuronas de la base del asta posterior, con su proyección por el cordón anterolateral hasta el cerebro, produce:

a. Dolor
b. Modulación en la intensidad del dolor
c. Inhibición en la producción de la sustancia P
d. Insensibilidad a los estímulos dolorosos

519. El componente perceptivo de la sensación dolorosa que permite al individuo la ubicación topográfica, así como su cualidad, es debido a:

a. La conducción a través del haz espinotalámico
b. Sistema de proyección del tálamo a la corteza parietal inferior y paracentral
c. Sistema de proyección del tálamo a la corteza frontal
d. Sistema de proyección del tálamo a la corteza temporal

520. La neuralgia del trigémino, en la mayor parte de los casos obedece a:

a. Lesiones tumorales
b. Compresiones vasculares
c. Lesiones por desmielinización
d. Lesiones isquémicas

521. La neuralgia del trigémino:

a. Afecta en mayor proporción al sexo femenino
b. La II y III rama son las más afectadas
c. El dolor se caracteriza por ser paroxístico
d. Todas las aseveraciones son verdaderas

522. Ante la aparición de un intenso dolor paroxístico que afecta faringe, lengua, cuello, oído, amígdalas y base de la mandíbula se debe sospechar de:

a. Neuralgia del V par craneal
b. Neuralgia del X par craneal
c. Neuralgia del VII par craneal
d. Neuralgia del IX par craneal

523. La neuralgia del trigémino se asocia con patología tumoral hasta en un 10% de los casos. El tumor que con mayor frecuencia se asocia es:

a. Meningioma y neurinoma
b. Glioma
c. Papiloma de los plexos coroideos del IV ventrículo
d. Tumores pineales

524. Cuando la neuralgia del trigémino es secundaria a compresión vascular, el vaso que con mayor frecuencia se encuentra responsable de esta patología es:

a. Arteria basilar
b. Arteria cerebelosa superior
c. AICA
d. PICA

525. ¿Cuál de los siguientes fármacos resulta de mayor utilidad en el tratamiento de la neuralgia del trigémino?

a. AINES
b. Morfina
c. Carbamacepina
d. Difenil hidantoína

526. El abordaje de estructuras cerebrales profundas con mínimo daño a los tejidos vecinos se logra mediante:

a. Neuroendoscopia
b. Microcirugía
c. Cirugía estereotáxica
d. Cirugía a cielo abierto

527. Las estructuras profundas cercanas a la línea media, tras un estudio de innumerables preparaciones anatómicas se constató que tienen una localización y una dimensiones muy constantes en los humanos. ¿Cuál de ellas constituye referencias básicas en la cirugía estereotáxica?

a. Tálamo.subtálamo
b. Sustancia nigra
c. Hipotálamo
d. Comisura anterior.comisura posterior

528. Las disquinesias: mioclonías, tics, temblor, corea, balismo, distonías, etc., son consideradas:

a. Piramidalismos
b. Convulsiones
c. Extrapiramidalismos
d. Son de causa desconocida

529. La cirugía estereotáxica en el tratamiento de las alteraciones psiquiátricas como depresiones severas y agresividad tiene su centro o punto diana en:

a. Girus del cíngulo
b. Rodilla del cuerpo calloso
c. Hipocampo
d. Comisura anterior

530. El mecanismo mediante el cual se hacen converger múltiples haces de radiación en una determinada lesión del cerebro con el objeto de destruirla o detener su crecimiento sin ocasionar daño en las estructuras circundantes se denomina:

a. Radioterapia convencional
b. Braquiterapia
c. Radiocirugía
d. Neuroendoscopia

531. La concepción y el diseño de la técnica de convergencia de haces de radiación en un punto específico del cerebro se debe a:

a. Cushing
b. Talairach
c. Horsley
d. Leksell

532. ¿Cuál de las siguientes lesiones puede ser tratada por radiocirugía?

a. Malformaciones arteriovenosas (MAV) menores de 3 cm
b. Meningiomas del ángulo pontocerebeloso menores de 2 cm
c. Pequeñas metástasis neoplásicas profundas
d. Todas las anteriores

533. Existen ciertas estructuras que son especialmente sensibles a las radiaciones y que pueden verse afectadas en un tratamiento con radiocirugía. Entre ellas tenemos:

a. Nervios craneales
b. Tallo cerebral
c. Hipotálamo
d. Todas las anteriores

534. La afectación de los nervios craneales por la radiocirugía:

a. Es un efecto inmediato
b. Es un efecto tardío
c. Generalmente es reversible
d. b y c son ciertas

535. La radiocirugía está indicada en las condiciones que a continuación se mencionan, excepto en:

a. Pacientes con alto riesgo para la cirugía convencional
b. Lesiones ubicadas en zonas elocuentes con elevadas posibilidades de secuelas postoperatorias severas.
c. Meningiomas gigantes parasagitales
d. Metástasis múltiples

536. Una vez cumplido el tratamiento con radiocirugía en una MAV, el resultado que se espera obtener es:

a. Desaparición inmediata de la malformación
b. La MAV se mantiene en el tiempo sin riesgo de resangramiento
c. A partir de la segunda semana postratamiento se observan cambios involutivos
d. Después de 18 a 24 meses postratamiento, la MAV desaparece

537. La radiocirugía, en los meningiomas:

a. Detiene su crecimiento
b. Establece un proceso de necrosis progresiva hasta su total desaparición
c. No tiene indicación para tratamiento con radiocirugía
d. Ninguna de las anteriores

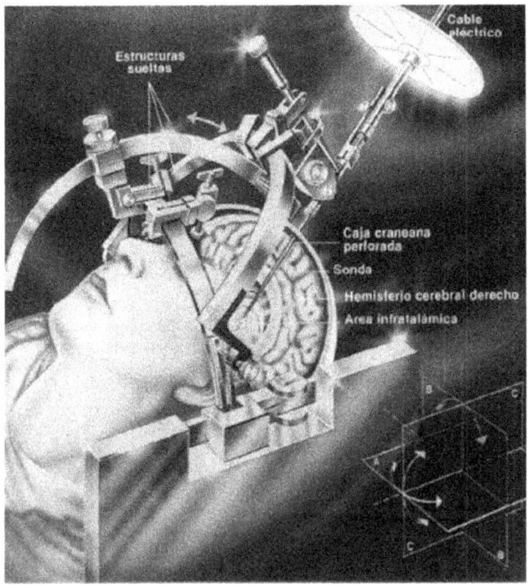

FIG. 47 Marco estereotáctico.

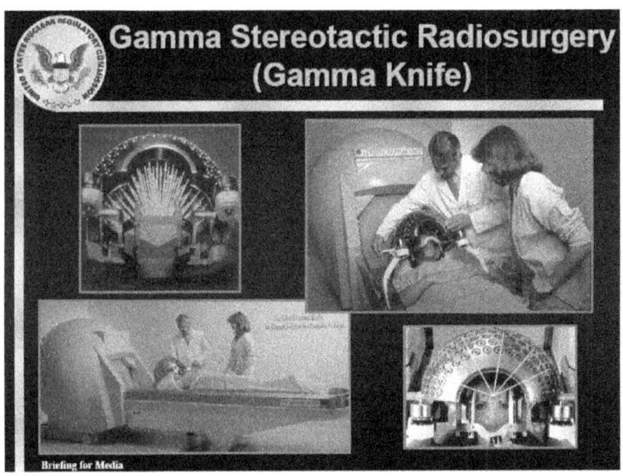

FIG. 48 Gamma-knife.

538. Cuando se pierde el balance entre la actividad excitatoria y la actividad inhibidora aparecen trastornos como epilepsia, temblores, dolor, acinesia, etc. La manera de identificar estas zonas o núcleos excitadores o inhibidores es:

a. Neuroendoscopia
b. Neurocirugía funcional
c. Radiocirugía
d. Microneurocirugía

539. La neuroestimulación profunda del tálamo, el globo pálido y el su tálamo, dependiendo de su participación en la producción de los síntomas, se efectúa en el tratamiento de:

a. Alteraciones del movimiento
b. Alteraciones de conducta
c. Disminuye la agresividad
d. Epilepsia

540. La herramienta utilizada para la planificación de una cirugía cerebral que nos permita un abordaje de mayor precisión y una orientación continua durante la cirugía que nos conduzca al sitio de la lesión y nos permita una resección completa de la lesión que radiológicamente tenga señales muy parecidas a las del cerebro, es:

a. Neuroendoscopia
b. Neuronavegador
c. Marco estereotáxico
d. Gamma knife

541. En la epilepsia, la base del tratamiento quirúrgico de las crisis focales se basa en el concepto de que una crisis parcial se origina por una descarga paroxística de un conjunto de neuronas hiperactivas y que esta hiperactividad anormal es consecuencia de una lesión cerebral, estableciéndose lo que se conoce como "Complejo lesivo funcional epileptógeno". Para ser resecable quirúrgicamente, el foco epileptógeno debe reunir alguna de las siguientes características:

a. Ser único y estable
b. Estar localizado topográficamente y delimitado con precisión
c. Su resección no debe ocasionar secuelas graves
d. Todo lo anterior

542. La determinación de la variabilidad del flujo sanguíneo en el foco epileptógeno durante las crisis y en la fase intercrítica se lleva a cabo mediante:

a. Resonancia nuclear magnética
b. Angiografía cerebral

c. Gammagrama cerebral
d. Tomografía por emisión de positrones

543. La comisurotomía tiene por finalidad:

a. Resecar el foco epileptógeno
b. Evitar la propagación al hemisferio contralateral
c. Disminuir el número de descargas
d. Mejorar el flujo sanguíneo del foco epileptógeno

544. La neuroimagenología permite la identificación de anormalidades focales que ayudan a la identificación de la zona epileptogénica, las relaciones anatómicas del blanco quirúrgico y la corteza funcionalmente elocuente. El estudio de mayor utilidad en este sentido es:

a. TAC
b. RNM
c. Estereoelectroencefalografía
d. PET

545. El hallazgo patológico más común de las crisis parciales complejas refractarias al tratamiento médico es:

a. Esclerosis de las estructuras mediales del lóbulo temporal
b. Tumores
c. Quistes congénitos
d. MAV

546. La espectroscopía con RNM para identificar focos epileptógenos correlacionándolos con la lateralización y focalización que ofrece el EEG es importante por el comportamiento que muestran los metabolitos estudiados:

a. Disminución de NAA e incremento de colina
b. Incremento del lactato
c. Disminución de la creatina
d. Incremento de la fosfocreatina

547. ¿Cuál de las siguientes técnicas quirúrgicas es la más utilizada en el tratamiento de la epilepsia?

a. Hemisferectomía
b. Callosotomía
c. Lobectomía temporal con amigdalohipocampectomía
d. Estimulación cerebelosa

548. La hemisferctomía está indicada en:

a. Síndrome de Sturge Weber
b. Hemimegaloencefalia
c. Síndrome de HHE de Gastaut
d. Todos los anteriores

549. Las lesiones estereotáxicas en el hipotálamo posterior:

a. Evitan la propagación
b. Reducen la excitabilidad cortical
c. Aumenta los impulsos facilitadores
d. Disminuye las influencias inhibitorias

550. ¿Cuál de las siguientes técnicas corresponde a estimulación neuronal crónica con la finalidad de disminuir la excitabilidad cortical?

a. Estimulación del núcleo caudado
b. Estimulación del núcleo centromediano del tálamo
c. Estimulación del nervio vago
d. Todas las anteriores

Respuestas

1. a	2. c	3. d	4. c	5. b	6. c
7. d	8. a	9. b	10. b	11. d	12. c
13. a	14. b	15. c	16. d	17. a	18. b
19. d	20. c	21. a	22. b	23. c	24. d
25. a	26. b	27. d	28. a	29. c	30. d
31. c	32. d	33. c	34. b	35. b	36. a
37. d	38. a	39. d	40. b	41. c	42. a
43. c	44. d	45. c	46. a	47. d	48. b
49. c	50. b	51. a	52. d	53. a	54. a
55. b	56. c	57. d	58. a	59. a	60. c
61. b	62. d	63. a	64. c	65. b	66. a
67. b	68. b	69. a	70. c	71. d	72. c
73. d	74. a	75. d	76. b	77. a	78. a
79. c	80. c	81. a	82. a	83. c	84. d
85. b	86. b	87. d	88. a	89. a	90. c
91. b	92. d	93. c	94. b	95. b	96. d
97. c	98. a	99. b	100. a	101. d	102. d
103. a	104. c	105. c	106. b	107. a	108. b
109. d	110. d	111. a	112. b	113. d	114. a
115. d	116. c	117. a	118. c	119. a	120. d
121. b	122. d	123. d	124. c	125. b	126. b
127. d	128. a	129. c	130. a	131. a	132. b
133. d	134. c	135. b	136. a	137. c	138. d
139. d	140. a	141. d	142. b	143. c	144. c
145. d	146. a	147. b	148. c	149. d	150. d
151. a	152. c	153. c	154. a	155. d	156. a
157. b	158. d	159. c	160. c	161. b	162. b
163. c	164. d	165. d	166. b	167. a	168. a

169. c 170. c 171. b 172. a 173. d 174. c
175. d 176. c 177. d 178. a 179. b 180. a
181. b 182. d 183. c 184. d 185. b 186. a
187. d 188. b 189. a 190. b 191. a 192. a
193. d 194. d 195. b 196. c 197. d 198. b
199. d 200. d 201. a 202. a 203. a 204. b
205. c 206. b 207. d 208. a 209. c 210. b
211. c 212. d 213. b 214. a 215. d 216. c
217. a 218. c 219. b 220. a 221. c 222. c
223. d 224. a 225. b 226. b 227. c 228. d
229. c 230. b 231. d 232. b 233. c 234. b
235. d 236. c 237. a 238. d 239. b 240. d
241. c 242. a 243. c 244. d 245. b 246. d
247. b 248. a 249. b 250. c 251. a 252. d
253. a 254. c 255. b 256. d 257. c 258. a
259. a 260. b 261. a 262. a 263. d 264. d
265. c 266. a 267. b 268. b 269. c 270. d
271. b 272. d 273. b 274. d 275. c 276. d
277. d 278. b 279. b 280. d 281. d 282. a
283. b 284. c 285. b 286. a 287. c 288. d
289. d 290. c 291. d 292. b 293. c 294. c
295. c 296. d 297. c 298. b 299. d 300. c
301. d 302. c 303. a 304. b 305. c 306. b
307. a 308. c 309. d 310. b 311. a 312. a
313. d 314. c 315. c 316. d 317. c 318. c
319. b 320. c 321. a 322. c 323. b 324. d
325. d 326. c 327. b 328. d 329. a 330. d
331. b 332. d 333. c 334. c 335. d 336. a
337. d 338. b 339. d 340. b 341. c 342. b
343. d 344. a 345. b 346. c 347. b 348. d
349. a 350. c 351. b 352. d 353. c 354. b
355. d 356. b 357. b 358. a 359. c 360. d

361. b	362. a	363. c	364. b	365. d	366. d
367. d	368. d	369. b	370. d	371. b	372. a
373. d	374. d	375. c	376. d	377. d	378. b
379. a	380. d	381. d	382. b	383. c	384. a
385. c	386. d	387. b	388. b	389. d	390. c
391. a	392. c	393. d	394. c	395. d	396. b
397. d	398. c	399. a	400. c	401. b	402. c
403. a	404. b	405. c	406. b	407. b	408. d
409. d	410. a	411. c	412. c	413. c	414. b
415. b	416. d	417. c	418. d	419. a	420. d
421. b	422. c	423. d	424. a	425. d	426. c
427. d	428. c	429. a	430. d	431. c	432. c
433. d	434. d	435. b	436. b	437. a	438. b
439. c	440. d	441. d	442. b	443. a	444. a
445. c	446. a	447. b	448. c	449. c	450. d
451. d	452. a	453. c	454. b	455. b	456. d
457. d	458. b	459. c	460. d	461. d	462. c
463. a	464. b	465. c	466. a	467. d	468. c
469. d	470. b	471. b	472. c	473. d	474. c
475. c	476. b	477. d	478. a	479. c	480. c
481. c	482. b	483. d	484. d	485. b	486. a
487. c	488. d	489. a	490. b	491. c	492. d
493. c	494. a	495. d	496. b	497. c	498. c
499. c	500. b	501. d	502. a	503. c	504. d
505. b	506. b	507. a	508. c	509. b	510. d
511. a	512. c	513. b	514. d	515. b	516. d
517. c	518. a	519. b	520. b	521. d	522. d
523. a	524. d	525. c	526. c	527. d	528. c
529. a	530. c	531. d	532. d	533. d	534. d
535. c	536. d	537. a	538. b	539. a	540. b
541. d	542. d	543. b	544. b	545. a	546. a
547. c	548. d	549. b	550. d		

Fuentes electrónicas de las imágenes

Las imágenes de esta obra fueron extraídas de las siguientes páginas web:

1 http://rantes22.blogspot.com/2011/04/buscan-trazar-un-mapa-mas-detallado-del.html
2 http://ht.org.ar/histologia/NUEVAS%20UNIDADES/unidades/unidad6a/nissl.htm
3 http://www.alz.org/espanol/about/cerebro/05.asp
4 http://www.uruguayeduca.edu.uy/Portal.Base/Web/verContenido.aspx?ID=201157
5 http://www.vi.cl/foro/topic/7692-sistema-nervioso-puc/
6 http://www.fotolog.com/lependimaria/52960546
7 http://docnayelicastro.blogspot.com/2010/11/semana-2-del-embarzo.html
8 https://apunty.com/doc/periodo-somitico-1-vladimir-flores-pdf-embriologia-1
9 http://www.imaios.com/es/Media/Images/e-anatomy/brain-human-anatomy-diagram/coronal-section-of-the-brain-frontal-coupe-de-charcot-en
10 http://10adriana20.blogspot.com/2009/11/blog-post.html
11 http://www.imaios.com/es/Media/Images/e-anatomy/brain-human-anatomy-diagram/cerebellum-anatomy-cerebellar-vermis-lobules-fissure-en
12 http://www.lookfordiagnosis.com/mesh_info.php?term=C%C3%ADrculo+Arterial+Del+Cerebro&lang=2
13 http://www.kalipedia.com/ciencias-vida/tema/graficos-medula-espinal-humana.html?x1=20070417klpcnavid_132.Ees&x=20070417klpcnavid_174.Kes
14 http://www.sci-recovery.org/ssci.htm
15 http://gamecorner.cl/archive/index.php/thread-3775-3.html
16 http://www.portalesmedicos.com/publicaciones/articles/953/2/Diagnostico-imagenologico-precoz-de-hidrocefalia-posibilita-rapida-intervencion-con-excelente-resultado.-Presentacion-de-un-caso-clinico
17 http://uk.ask.com/wiki/Encephalocele
18 http://bvs.sld.cu/revistas/mciego/vol15_02_09/articulos/c2_v15_02_09.htm
19 http://www.neuros.net/es/espina_bifida.php
20 http://www.tecnicosradiologia.com/2013/01/huellas-de-edema-cerebral-de-las.html
21a http://www.pediatricneuro.com/alfonso/esppg257.htm
21b http://www.scielo.org.ar/scielo.php?pid=S1850-15322008000400008&script=sci_arttext
21c http://www.scielo.org.ar/scielo.php?pid=S1850-15322008000400008&script=sci_arttext
22a http://www.radpod.org/2007/04/21/butterfly-glioma/
22b http://virtualneuro.net/neuroblog/?p=706

23 http://radiopaedia.org/images/25765

24 http://www.ispub.com/ostia/index.php?xmlFilePath=journals/ijns/vol5n2/pregnant.xml

25 http://acustic-neuroma.8m.com/PAGINA.htm

26a http://www.fotolog.com/necrodoc/45254580

26b http://asamup.telmeds.net/page/3/

26c http://www.spao.info/archivos/imagenes/fractura%20frontal%20TAC.jpg

27 http://radiopaedia.org/cases/epidural-hematoma?fullscreen=true

28 http://www.cocmed.sld.cu/no34/n34ori1.htm

29 http://www.infodoctor.org/www/meshc10.htm?idos=10743

30 http://www.marioizurieta.com/implante-celulas-madre.htm

31 http://rodikine.blogspot.com/2010/06/traumatismos-raqui-medulares.html

32 http://tratado.uninet.edu/c1106f15.html

33 http://www.neurorgs.net/docencia/uam/tema-14-seccion-medular/

34 http://www2.udec.cl/~webpatologia/CLASE%20SNC/15.%20Hemorragia%2subaracnoidea.jpg

35 http://sisbib.unmsm.edu.pe/bibvirtual/libros/medicina/neurocirugia/volumen1/hem_sub_1.htm

36 http://www.fac.org.ar/ccvc/llave/c290/gutier.php

37 http://www.senr.org/section_7/procedimientos.asp?secc_activa=7&secc_menu=2

38 http://www.embolizacion.com/faqmav.html

39 http://www.elsevier.es/es/revistas/enfermedades-infecciosas-microbiologia-clinica-28/absceso-cerebral-gemella-haemolysans-13076181-diagnostico-primera-vista-2005

40 http://www.elsevier.es/es/revistas/enfermedades-infecciosas-microbiologia-clinica-28/absceso-cerebral-gemella-haemolysans-13076181-diagnostico-primera-vista-2005

41 http://www.eimjm.com/Vol2-No2/Vol2-No2-E3.htm

42a http://www.lookfordiagnosis.com/mesh_info.php?term=Toxoplasmosis+Cerebral&lang=2

42b http://cv1.sim.ucm.es/access/content/group/seminario-SIDA/UCMSIDA/Enfermedades%20diagnosticas%20de%20sida

43 http://www.reocities.com/elmedico/Images/irm.htm

44 http://bvs.sld.cu/revistas/ibi/vol26_1_07/ibi03107.htm

45 http://www.rneurocirugia.com/index.php?redir=V_ART&id=88&vol=5&nro=1&I=

46 http://www.manualresidentecot.es/es/bloque-ii-columna-vertebral/24-radiculopa-tias-cervicales

47 http://www.recinet.org/conocer/conocon/enciclo/ciruest.htm

48 http://www.taringa.net/posts/salud-bienestar/8237492/body-gamma-knife-_fraude-o-realida_.html